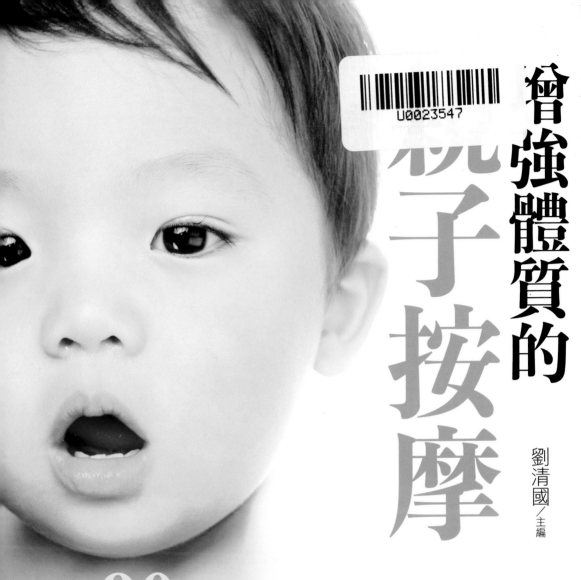

增強體質的 親子按摩

劉清國/主編

認識 **90** 個讓孩子健康的特效穴位。
輕鬆防治 **28** 種兒童常見病症。

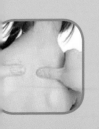
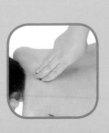
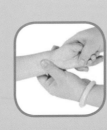
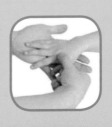
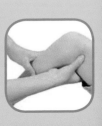

增強體質的
親子按摩

作　　　者	劉清國		製　　版	興旺彩色印刷製版有限公司
編　　　輯	師慧青、燕霜玉		印　　刷	鴻海科技印刷股份有限公司
美 術 設 計	沈海燕、劉葉青			
封 面 設 計	劉錦堂		初　　版	2019 年 07 月
			定　　價	新臺幣 320 元
發 行 人	程顯灝		ＩＳＢＮ	978-957-8587-83-0(平裝)
總 編 輯	呂增娣			
主　　　編	徐詩淵		◎版權所有 ‧ 翻印必究
編　　　輯	鍾宜芳、吳雅芳		書若有破損缺頁 請寄回本社更換
美 術 主 編	劉錦堂		
美 術 編 輯	吳靖玟、劉庭安		本書原名《推推小手不吃藥》
行 銷 總 監	呂增慧		由中國輕工業出版社授權出版繁體版。
資 深 行 銷	謝儀方、吳孟蓉		版權經理林淑玲 lynn1971@126.com

發 行 部	侯莉莉	
財 務 部	許麗娟、陳美齡	
印 務	許丁財	
出 版 者	四塊玉文創有限公司	

總 代 理	三友圖書有限公司	
地　　　址	106 臺北市安和路 2 段 213 號 4 樓	
電　　　話	(02) 2377-4155	
傳　　　真	(02) 2377-4355	
Ｅ－ mail	service@sanyau.com.tw	
郵 政 劃 撥	05844889 三友圖書有限公司	

總 經 銷	大和書報圖書股份有限公司	
地　　　址	新北市新莊區五工五路 2 號	
電　　　話	(02) 8990-2588	
傳　　　真	(02) 2299-7900	

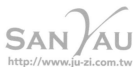

SAN YAU
http://www.ju-zi.com.tw
三友圖書
友直 友諒 友多聞

國家圖書館出版品預行編目 (CIP) 資料

增強體質的親子按摩 / 劉清國著 . -- 初版 . --
臺北市 : 四塊玉文創 , 2019.07
　面 ; 　公分
ISBN 978-957-8587-83-0（平裝）

1. 按摩 2. 經穴

413.92　　　　　　　　　　108010430

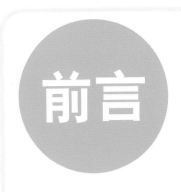

前言

父母是最好的保健醫生　按摩是最好的親子關愛

　　孩子的小手匯集了五條重要的經絡，從孩子一出生起，父母每天為孩子做一做撫觸、做一做按摩，能提高孩子身體免疫力；日常出現一些不適時，父母給孩子做一做有針對性的經絡按摩，能夠迅速緩解症狀，讓孩子遠離打針、吃藥帶來的副作用。

　　經絡按摩簡單、易學，從這本書開始學習，為你的孩子找到一條方便、安全的健康之道吧！

北京中醫藥大學 針灸推拿學會教授

中國針灸學會副秘書長

目錄

第一章
兒童經絡按摩要點

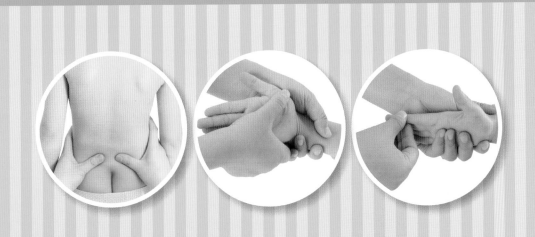

兒童五個手指對應五大經絡

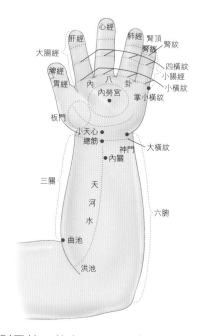

兒童按摩穴位除常用的十四經穴、經外奇穴與成人相似外,大多數為小兒特定穴位。這些穴位呈"點"、"線"、"面"狀,多分佈在兩肘以下和頭面部,以兩手居多。通過不同的排列組合按摩兒童五指上的經絡,就可以輔助治療各種疾病,再配以最合適的按摩手法和力度,就能發揮出令人驚嘆的魔力。

拇指:拇指橈側緣或拇指末節螺紋面對應的是孩子的脾經。嬰幼兒脾常不足,經常出現食慾不振、消化不良、疳積、腹瀉、咳嗽、消瘦等症,父母經常給孩子推推拇指橈側緣或拇指末節螺紋面,能夠提高孩子食慾。長期堅持這樣做,孩子就會擺脫消化不良、消瘦、疳積等造成的困擾,身體逐漸強壯起來。

食指:食指末節螺紋面對應的是孩子的肝經。肝生血氣,一般情況下,肝虛的孩子很容易盜汗和抽筋。父母如果經常給孩子推推食指末節螺紋面,即肝經,就能對盜汗和抽筋有一定的治療效果。

中指:中指末節螺紋面對應的是孩子的心經。如孩子經常性心神不安、一驚一乍或愛出虛汗,則屬於心虛表現;若孩子面紅發熱、長口瘡、小便短赤或心煩不安,則屬於心熱表現。以上病症都應從"心"而治,推推孩子的中指末節螺紋面,即心經,對這些病症都有很好的療效。

無名指:無名指末節螺紋面對應的是孩子的肺經。如果孩子的聲音很弱,說話總是沒底氣,就有可能是肺虛的表現;如果孩子總是發不出聲音或嗓音經常變得嘶啞,則有可能表示肺裏有痰;如果孩子渾身總是無故發癢,則有可能是肺燥的表現。父母可以經常給孩子推推無名指面來緩解以上不適。

小指:小指末節螺紋面對應的是孩子的腎經。如果孩子的骨頭、牙齒、耳朵有什麼疾病的話,都與腎臟有一定關係。父母可以經常推推孩子的小指末節螺紋面,即腎經部位。

兒童按摩取穴方法

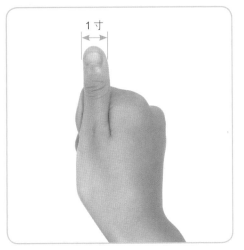

1 寸：是以被按摩者拇指指關節的橫度
作為 1 寸。

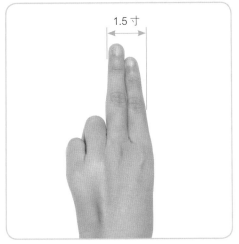

1.5 寸：是以被按摩者食指和中指並指
的橫度作為 1.5 寸。

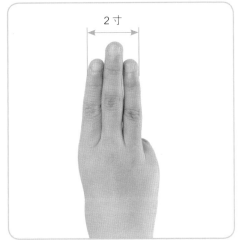

2 寸：是以被按摩者食指、中指和無名
指並指的橫度作為 2 寸。

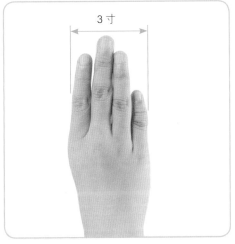

3 寸：又稱 "一夫法"，是令被按摩者將
食指、中指、無名指、小指並攏，以中
指中節橫紋處為準，四指橫度作為 3 寸。

兒童按摩常用推拿介質

推拿時在手上蘸一些油、粉末或水，作用於小兒體表穴位，以潤滑皮膚、增強療效，這種液體或粉末稱為"推拿介質"。

滑石粉：即醫用滑石粉，有潤滑作用——減少摩擦，保護小兒皮膚，一年四季、各種病症均可使用，是臨床上最常用的一種介質。

爽身粉：即市售爽身粉，有潤滑皮膚、吸水的作用，質量較好的爽身粉可替代滑石粉應用。

薄荷水：取 5% 薄荷膏 5 克，加入 100 毫升 75% 酒精內配製而成，或取少量薄荷葉，用水浸泡後去渣取汁應用。薄荷水有潤滑皮膚、辛涼解表、清暑退熱的作用，多用於外感風熱、小兒暑熱所致的發熱、咳嗽等症。

葱、薑水：把葱或生薑搗爛如泥狀，放於器皿中，蘸其汁使用；亦可將葱或生薑切片倒入適量 95% 酒精，浸出葱、薑汁即可使用。葱、薑汁不僅可潤滑皮膚，還有辛溫發散的作用，有助於驅散外邪，多用於冬、春季節的風寒表證。

冬青膏：由冬青油、薄荷膏、凡士林和少許麝香配製而成，具有溫經散寒和潤滑的作用，常用於小兒虛寒性腹瀉。

涼水：即涼白開，有清涼退熱、潤滑皮膚的作用，一般用於小兒外感發熱。

麻油：即食用麻油，在用刮法時用器具的光滑邊緣蘸油，有潤滑作用，常用於治療痧氣。

雞蛋白：將雞蛋鑿一小洞，取其蛋白使用；另外也可把雞蛋白與小麥麵和成麵糰，按摩者手捏麵糰在小兒的胸、腹、背部搓摩滾動。雞蛋白有潤滑皮膚、清熱潤肺、祛積消食的作用。

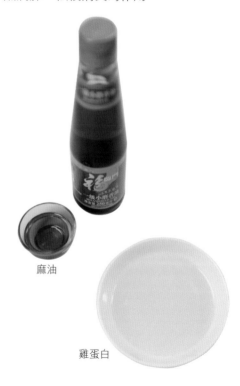

麻油

雞蛋白

兒童按摩手法

兒童按摩基本手法

推 法

直推法：用拇指指腹或食指、中指指腹在皮膚上做直線推動。

手法要領：力量要由輕而重，頻率由慢而快。對初次接受治療者需隨時詢問其感覺，觀察其反應，以調節手法的力度和快慢。

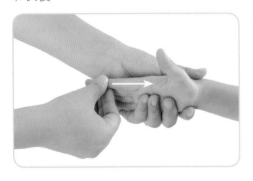

旋推法：用拇指指腹在皮膚上做螺旋形推動。

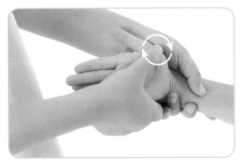

分推法：用雙手拇指指腹在穴位中點向兩側方向推動。

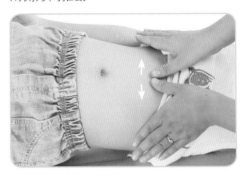

揉 法

用指端、大魚際或掌根，在某個部位或穴位上，做順時針或逆時針方向旋轉揉動。

手法要領：操作時指或手掌緊貼皮膚而不移動，發力使該處的皮下組織隨手指或手掌的揉動而滑動。手法要溫和，多在疼痛部位或強力手法後應用。

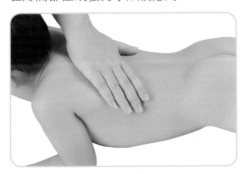

按法

　　用指尖、掌心或指腹直接按壓在穴位上施以壓力即可。

手法要領：按時力量要穩穩地由輕而重，使孩子感到一定的壓迫感後，持續相當時間，再慢慢放鬆減壓。

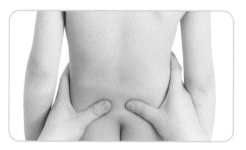

摩法

　　用手掌掌面或食指、中指、無名指指面附着於經絡治療的部位上，做環形有節律的摩旋。

手法要領：操作時用手掌或手指在皮膚表面做回旋摩動，作用溫和而淺，僅僅達到皮膚及皮下。本手法常用於按摩前的導引和按摩後的放鬆。

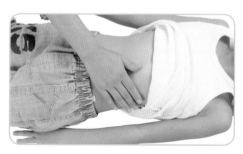

搓法

　　以雙手夾住孩子肢體，相對用力，做反方向的快速揉搓並同時做上下方向往返移動。

手法要領：雙手用力均勻深透，不要過於用力地夾住孩子肢體，動作靈活而連貫。開始時由慢而快，結束時由快而慢，搓揉動作要快，移動時要慢。

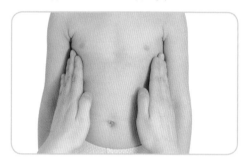

刮法

　　小兒臥位或坐位，按摩者手握湯匙、銅錢、玉環等器具，用其光滑的邊緣着力，蘸潤滑液，在治療部位的皮膚上，做由上向下或由內向外的直線刮動。

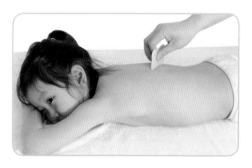

掐 法

按摩者拇指伸直，手握空拳，用拇指指甲着力，吸定在治療部位，逐級用力掐之。

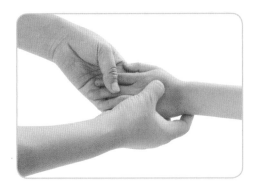

擦 法

用手掌、大魚際或小魚際着力於選定部位，進行直線來回摩擦的手法。

手法要領：沿直線往返，着力部位緊貼皮膚，力度要適中。

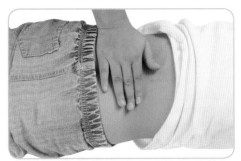

運 法

按摩者一手握住小兒手指，使被操作手掌平坦，掌心向上，用另一手的拇指或食指、中指螺紋面在相應穴位上由此往彼，做弧形或環形推動。

手法要領：一般順時針為補，逆時針為瀉，按摩時需要辨證選擇推運的方向。

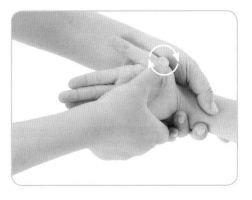

拿 法

用拇指和食指、中指，或者用拇指和另外四指對稱用力，提拿某個部位或穴位，進行一緊一鬆的拿捏。

手法要領：在迅速拿起肌肉組織後，稍等片刻再鬆手復原。以提拿時孩子感覺酸脹微痛，放鬆後感覺舒展的強度為宜。

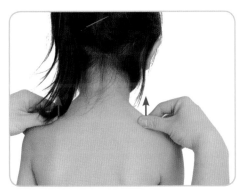

兒童按摩複式操作法

名稱	操作手法	功效主治
黃蜂入洞	一手扶着孩子頭部，使其相對固定，另一手食指、中指的指端在孩子兩鼻孔下緣處，以腕關節帶動着力部位反覆揉動 20~50 次	發汗解表，宣肺通竅，主治外感風寒、發熱無汗、急慢性鼻炎、鼻塞、流涕、呼吸不暢
揉耳搖頭	用兩手拇指、食指螺紋面着力，拈揉孩子兩耳垂，再用雙手捧住孩子頭部，輕輕搖動，揉耳垂 20~30 次，搖頭 10~20 次	開關鎮驚，調和氣血，主治驚風
猿猴摘果	用兩手食指、中指側面分別夾住孩子耳尖向上提，再夾捏兩耳垂向下扯，向上提 10~20 次，向下扯 10~20 次	定驚風，除寒積，主治寒痰、食積、驚悸不安
雙鳳展翅	用兩手食指、中指夾孩子兩耳，向上提數次後，再用一手或兩手拇指端按、掐印堂、太陽、人中、承漿、牙關，每穴按、掐 3~5 次，向上提 3~5 次，向下扯 10~20 次	祛風散寒，化痰止咳，用於治療外感風寒、咳嗽多痰等肺系疾病
搖抖肘	先用左手拇指、食指、中指托住孩子肘尖，再用右手拇指、食指插入其虎口，然後屈伸孩子手上下搖之，搖 20~30 次	順氣和血，通經活絡
蒼龍擺尾	用右手握孩子食指、中指、無名指，左手自總筋至肘部來回搓揉，然後用拇指、食指、中指托住肘尖，右手持孩子三指左右搖擺如擺尾狀，搖 25~30 次	開胸順氣，退熱通便，用於治療胸悶發熱、煩躁不安、大便秘結等症
飛經走氣	先用右手握住孩子左手四指，再用左手四指，從曲池起，連續按之，至總筋反覆數次，再用左手拇指、中指拿住孩子陰池、陽池不動，然後右手將孩子左手四指向上往外，一伸一屈，連續搓 20~50 次	行一身之氣，清肺化痰，用於治療外感、咳嗽痰鳴等症
二龍戲珠	用左手持孩子右手，使掌心向上，前臂伸直，用右手食指、中指自孩子總筋起，以兩指頭交互向前按之，直至曲池為一遍，按 20~30 遍	鎮驚定搐，調和氣血，用於日常保健
鳳凰展翅	用兩手食指、中指固定孩子腕部，同時以拇指掐孩子精寧、威靈，並上下搖動如鳳凰展翅狀，搖 10~20 次，向下扯 10~20 次	救暴亡，舒喘脹，除噎，定驚

兒童按摩複式操作法

名稱	操作手法	功效主治
赤鳳點頭	用左手托孩子肘尖，右手捏孩子中指上下搖動，如赤鳳點頭狀，搖 20~30 次	消脹，定喘息，通關順氣，補血寧心，用於上肢麻木、心悸、胸滿脹痛、氣喘
運土入水	用左手握住孩子四指，使掌心向上，用右手拇指外側緣自孩子脾經，沿手掌緣，經小天心、掌小橫紋，推運至小指端腎經止，運 100~300 次	滋補腎水，利尿通便，用於腎陰不足、攝納失調引起的小便赤澀、頻數、少腹脹滿、大便秘結
運水入土	用左手握住孩子四指，使掌心向上，用右手拇指外側緣自孩子腎經，沿手掌邊緣，經掌小橫紋、小天心，推運至拇指端脾經止，運 100~300 次	健脾和胃，潤燥通便，用於脾胃虛弱引起的消化不良、腹脹、腹瀉、泄瀉、疳積
水底撈明月	先用左手將孩子四指握住，使掌心向上，再以右手食指、中指固定孩子拇指，然後用拇指自孩子小指尖，推至小天心處，再轉入內勞宮為一遍，推 30~50 遍	性寒涼，能退熱，用於高熱神昏、熱入營血、煩躁不安、便秘等實熱病症
打馬過天河	用左手捏住孩子四指，將掌心向上，用另一手拇指螺紋面運內勞宮，然後屈孩子四指向上，以左手握住，再以食指、中指的指端沿天河水向上一起一落拍打至洪池為一次，拍打 10~20 次	清熱通絡，行氣活血，用於高熱煩躁、神昏抽搐、上肢麻木等實熱病症
開璇璣	用兩手拇指自孩子璇璣處，沿胸肋自上而下，分推至季肋部，再從胸骨下端鳩尾處，向下直推至臍，然後由臍向左、右推摩孩子腹部，最後從臍直推至小腹部，上述各法均操作 50~100 次	宣通氣機，消食化痰，用於風寒束肺、食積不化引起的咳嗽氣促、胸腹脹、腹痛、嘔吐、泄瀉、外感發熱、神昏驚搐
按弦走搓摩	將孩子抱在懷中，較大的孩子最好令其兩手交叉搭在兩肩上，用兩手掌從孩子兩腋下沿脅肋搓摩到肚角處，搓摩 50~100 次	理氣化痰，除胸悶，開積聚，用於積痰積滯引起的咳嗽氣急、胸悶痰喘
揉臍及龜尾並擦七節骨	孩子仰臥，一手揉臍，另一手揉龜尾，揉畢，再令孩子俯臥，自龜尾向上推七節骨為補，反之為瀉，操作 100~300 次	調理腸腑，止瀉導滯，用於泄瀉、痢疾、便秘，治療痢疾必先瀉後補
總收法	用左手中指掐按孩子肩井，再用右手拇指、食指、中指拿住孩子食指和無名指使孩子上肢伸直，並搖之，搖 20~30 次	通行一身之氣血，諸症推畢，均宜此法收之

兒童按摩順序、頻率和次數

兒童經絡按摩應按一定順序進行。一般是先頭面，次上肢，再胸腹、腰背，最後是下肢。上肢部穴位，不分男女，習慣於推拿左手，亦可推拿右手。

兒童推拿手法操作的時間，應根據孩子的年齡大小、體質強弱、疾病緩急、病情輕重以及手法特性等因素而定。治療頻率通常每日 1 次，高熱等急性熱病可每日 2 次，慢性病可隔日 1 次；治療的時間每次 10~15 分鐘，一般不超過 20 分鐘，也可根據具體情況靈活掌握。

適當的推拿次數和頻率能使疾病很快痊癒；相反，次數少、時間短，達不到治療量，就起不到治療作用。但是，家長也應注意，次數過多、頻率過快對孩子身體無益，反而有害。對年齡大、體質強，病屬實證的孩子，操作次數可以多一些，頻率可以快一些；對於年齡小、體質弱，病屬虛證的孩子則相對次數少一些，頻率慢一些。一般 1 歲左右的孩子，使用推、揉、摩、運等較柔和的手法操作，一個穴位推 300 次左右。孩子年齡大、體質強、疾病重，主穴可多推些；年齡小、體質弱，配穴要少推些。一般採用掐、按、拿、搓、搖等手法，只需 3~5 次即可。

兒童按摩注意事項

◆ 操作前應準備好推拿介質及消毒用品。
◆ 操作者應保持兩手清潔，指甲修剪圓滑，防止操作時傷及孩子。
◆ 室內保持空氣流通，溫濕度適宜，清靜整潔。
◆ 天氣寒冷時，要保持兩手溫暖，可搓熱後再操作，以免涼手刺激孩子，使其產生驚懼。
◆ 操作時，應先用柔和的手法，爭取孩子配合，再進一步操作。

第二章
兒童按摩關鍵穴位

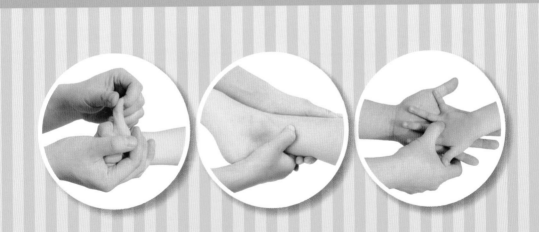

上肢部特效穴位

脾 經

準確定位

雙手拇指橈側緣拇指末節螺紋面。

特效按摩

順時針方向旋推脾經為補脾經;由指端向指根方向直推為清脾經。兩者統稱推脾經,推 100~500 次。

功效主治

補脾經健脾胃,補氣血;清脾經清熱利濕。補脾經多用於脾胃虛弱引起的食慾不振、消化不良、疳積、腹瀉、咳嗽、消瘦等。需要注意的是,小兒脾常不足,不宜多用清法,一般多用補法。

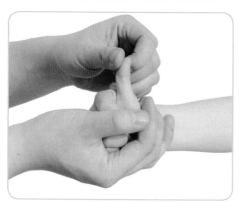

肝 經

準確定位

雙手食指末節螺紋面。

特效按摩

用拇指螺紋面旋推肝經為補肝經;向指根方向直推為清肝經。兩者統稱推肝經,推 100~500 次。

功效主治

常用於驚風、抽搐、煩躁不安、五心煩熱等。肝經宜清不宜補。

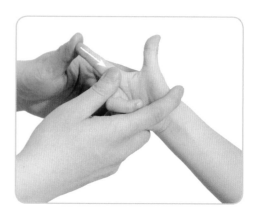

腎 經

準確 定位

雙手小指末節螺紋面。

特效 按摩

用拇指螺紋面旋推腎經為補腎經；由指根向指尖方向直推，也稱補腎經；反之為清腎經。兩者統稱推腎經，推100~500次。

功效 主治

補腎經具有補腎益腦，溫養下元的作用；清腎經能清利下焦濕熱。補腎經主治先天不足、久病體虛、多尿、遺尿等；清腎經主治膀胱蘊熱、小便赤澀等。

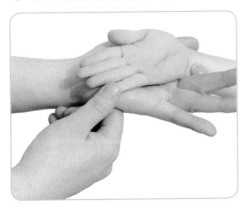

肺 經

準確 定位

雙手無名指末節螺紋面。

特效 按摩

用拇指螺紋面旋推肺經為補肺經，推100~500次；向指根方向推肺經為清肺經，推100~300次。兩者統稱推肺經。

功效 主治

補肺經可以補益肺氣；清肺經能宣肺清熱。補肺經用於肺氣虛損、咳嗽氣喘、虛寒怕冷等；清肺經主治感冒發熱、咳嗽氣喘、痰鳴、小便短赤等。建議多用清法少用補法，以免動心火。

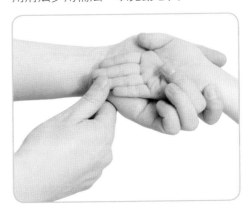

心 經

準確 定位

雙手中指末節螺紋面。

特效 按摩

用拇指螺紋面旋推心經為補心經；向指根方向直推為清心經。補心經和清心經兩者統稱推心經，推 100~500 次。

功效 主治

清熱退心火。主治高熱神昏、面赤口瘡、小便短赤等。建議多用清法少用補法，以免動心火。

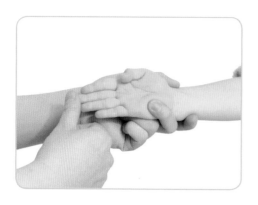

大腸經

準確 定位

雙手食指橈側緣，自食指尖至虎口成一直線。

特效 按摩

用拇指螺紋面從食指指尖直推向虎口為補大腸經；從虎口直推向指尖為清大腸經。兩者統稱推大腸經，推 100~500 次。

功效 主治

補大腸經具有澀腸固脫、溫中止瀉的作用；清大腸經能清利腸腑、除濕熱、導積滯。補大腸經主治虛寒腹瀉、脫肛等；清大腸經主治濕熱、積食滯留腸道，大便秘結等。

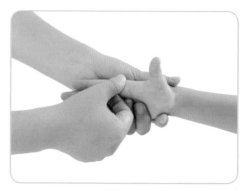

小腸經

準確 定位

　　雙手小指尺側緣，自指尖至指根成一直線。

特效 按摩

　　用拇指螺紋面從小指指尖直推向指根為補小腸經；從小指指根直推向指尖為清小腸經。兩者統稱推小腸經，推100~300次。

功效 主治

　　補小腸經可以溫補下焦、收斂止遺；清小腸經可以清利下焦濕熱。推小腸經主治小便短赤不利、尿閉或下焦虛寒型多尿、遺尿等。

胃 經

準確 定位

　　雙手拇指掌面近掌端指節。

特效 按摩

　　用拇指螺紋面向指根方向直推胃經為補胃經；用拇指螺紋面向指尖方向推胃經為清胃經。兩者統稱推胃經，推100~500次。

功效 主治

　　補胃經能健脾胃，助運化；清胃經具有清中焦濕熱、和胃降逆、瀉胃火、除煩止渴的作用。補胃經主治消化不良、食慾不振；清胃經主治上逆嘔惡、脘腹脹滿、發熱、便秘等。

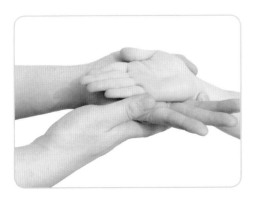
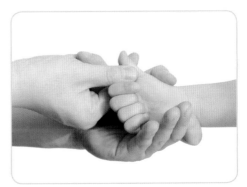

板門

雙手拇指下方，手掌肌肉隆起處。

特效按摩

用拇指指端揉大魚際 50~100 次，稱揉板門或運板門。

功效主治

健脾和胃，消食化滯。主治消化不良、腹脹等。

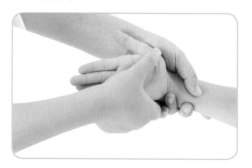

腎頂

準確定位

雙手小指頂端。

特效按摩

用拇指指端按揉腎頂稱揉腎頂，揉 100~500 次。

功效主治

收斂元氣，固表止汗。主治自汗、盜汗或大汗淋漓不止等。

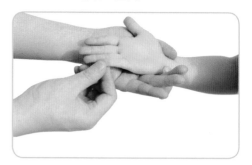

五經

準確定位

雙手五指螺紋面，即脾經、肝經、心經、肺經、腎經。

特效按摩

用拇指指腹從拇指運至小指 50~100 次，稱運五經；用拇指指甲從拇指掐至小指 3~5 次，稱掐五經；用四指指腹在掌面向指端方向直推 10~100 次，稱推五經。

功效主治

運五經能解表退熱，主治外感發熱，尤其對 6 個月以內的嬰兒效果更好。

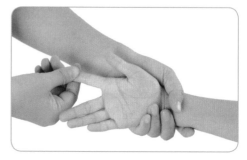

腎 紋

準確 定位

雙手掌面、小指第2指間關節橫紋處。

特效 按摩

用中指或拇指指端揉腎紋 100~500次，稱揉腎紋。

功效 主治

揉腎紋能祛風明目，散瘀結。常與清肝經、清心經、清天河水等合用治療高熱；與清胃經、清心經、清小腸經、清天河水合用治療口舌生瘡。

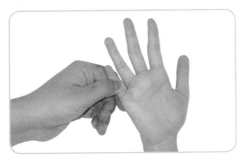

內勞宮

準確 定位

雙手掌心，屈指時中指、無名指指端之間中點。

特效 按摩

用拇指或中指指端揉內勞宮100~300次，稱揉內勞宮。

功效 主治

揉內勞宮能清熱除煩。主治口舌生瘡、發熱、煩躁等，常與清心經、清天河水等合用。

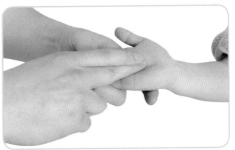

十 宣

準確 定位

雙手十指尖指甲內赤白肉際處。

特效 按摩

用拇指指甲逐一掐十宣 3~5 次，或昏迷者醒後即止，稱掐十宣。

功效 主治

掐十宣能清熱、醒神、開竅。主要

用於急救，主治高熱驚風、抽搐、昏厥，多與掐人中等合用。

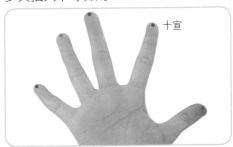

小天心

準確 定位

雙手大、小魚際交接處凹陷中，內勞宮之下，總筋之上。

特效 按摩

用中指指端揉小天心 100~300 次，稱揉小天心；用拇指指甲掐 3~5 次，稱掐小天心；用中指指尖或屈曲的指間關節搗 10~30 次，稱搗小天心。

功效 主治

掐、揉小天心具有清熱、鎮驚、利尿、明目的作用；掐、搗小天心能鎮驚安神。本穴性寒，為清心安神的要穴。

掐揉小天心主治目赤腫痛、口舌生瘡、驚惕不安；掐、搗小天心主治驚風抽搐、夜啼、驚惕不安等。

小天心與內勞宮都有清心經之熱、鎮驚安神的功效，但內勞宮清熱力強，小天心偏於安神，且能利尿、透疹。

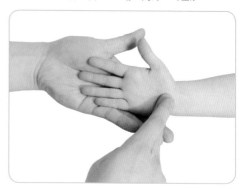

大橫紋

準確 定位

手掌面，雙手掌後橫紋處。近拇指端稱陽池，近小指端稱陰池。

特效 按摩

用雙手拇指指面從掌後橫紋中點由總筋向兩旁分推 30~50 次，稱分推大橫紋，又稱分陰陽；自兩旁（陰池、陽池）向總筋合推 30~50 次稱合陰陽。

功效 主治

分陰陽能平衡陰陽、調和氣血、行滯消食；合陰陽能行痰散結。分陰陽多用於陰陽不調、氣血不和而致寒熱往來、煩躁不安、腹脹、腹瀉、嘔吐等。

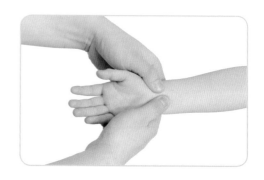

總 筋

準確 定位

雙手腕橫紋中點。

特效 按摩

用拇指指端按揉總筋 100~300 次，稱揉總筋；用拇指指甲掐總筋 3~5 次，稱掐總筋。

功效 主治

揉總筋能清心經熱、散結止痙、通調週身氣機；掐總筋能鎮驚止痙。

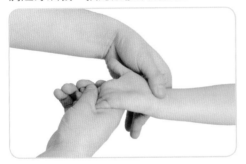

老 龍

準確 定位

雙手中指指甲後 0.1 寸處。

特效 按摩

用拇指指甲掐老龍 3~5 次，或醒後即止，稱掐老龍。

功效 主治

醒神開竅，用於急救。常與掐人中合用，治療小兒急驚風、高熱抽搐。

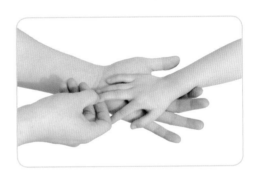

五指節

準確 定位

雙手手背五指第 1 指間關節。

特效 按摩

用拇指指甲掐五指節 3~5 次，掐後繼揉，稱掐五指節；用拇指螺紋面揉 30~50 次，稱揉五指節。

功效 主治

安神鎮驚，祛風痰，通關竅。主治驚悸不安、驚嚇啼、驚風等。

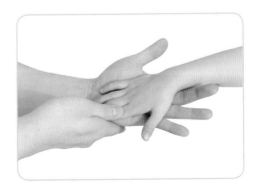

四橫紋

準確 定位

雙手掌面，食指、中指、無名指、小指第 1 指間關節橫紋處。

特效 按摩

用拇指指甲掐揉四橫紋 3~5 次，稱掐四橫紋；孩子四指並攏，用拇指螺紋面從食指橫紋推向小指橫紋處，推 100~300 次，稱推四橫紋。

功效 主治

掐四橫紋能退熱除煩，散瘀結；推四橫紋具有調中行氣、和氣血、消脹滿的作用。掐四橫紋是治療小兒疳積的要穴，常與補脾經、揉中脘、捏脊等合用。治療消化不良、腹脹等，常與補脾經、揉板門、揉中脘等合用。

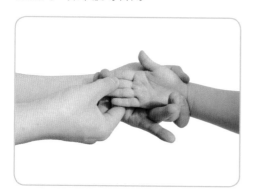

內八卦

準確 定位

雙手掌面，以掌心為圓心，從圓心至中指指根橫紋約 2/3 處為半徑所做圓週。八卦穴在此圓週上，即乾、坎、艮、震、巽、離、坤、兌 8 個方位。

特效 按摩

用拇指螺紋面順時針推運內八卦 100~500 次，稱順運內八卦；逆時針推運 100~500 次，稱逆運內八卦。

功效 主治

順運內八卦具有寬胸利膈、理氣化痰、行滯消食的作用；逆運內八卦能降氣平喘。與其他手法合用，能治療多種疾病。

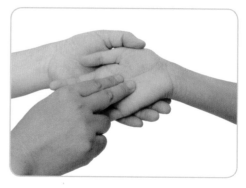

端正

準確 定位

雙手中指指甲兩側赤白肉際處，橈側稱左端正，尺側稱右端正。

特效 按摩

用拇指指甲掐端正 3~5 次或拇指螺紋面揉端正 50 次，稱掐、揉端正。

功效 主治

揉右端正能降逆止嘔；揉左端正能升提止瀉。主治水瀉、痢疾等。

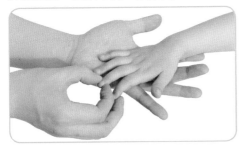

二人上馬

準確 定位

雙手手背無名指及小指掌指關節後凹陷中。

特效 按摩

用拇指指甲掐二人上馬 3~5 次，稱掐二人上馬；用拇指、中指相對用力揉二人上馬，稱揉二人上馬。

二扇門

準確 定位

雙手手背中指梢根兩側凹陷處。

特效 按摩

用拇指指甲掐二扇門 100~500 次，稱掐二扇門；用拇指端揉二扇門，稱揉二扇門，要稍用力，速度宜快。

功效 主治

發汗效穴，能發汗、退熱。多用於外感風寒等。

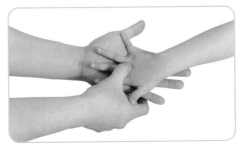

功效 主治

滋陰補腎，順氣散結，利水通淋。主治牙痛、小便赤澀淋瀝等。

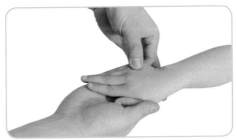

外勞宮

準確 定位

雙手掌背，與內勞宮相對處。

特效 按摩

用拇指指端揉外勞宮 100~300 次，稱揉外勞宮；用拇指指甲掐外勞宮，掐 3~5 次，稱掐外勞宮。

功效 主治

溫陽散寒，升陽舉陷。主治外感風寒、腑髒積寒、腹痛等。

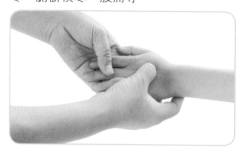

威 靈

準確 定位

雙手手背 2、3 掌骨間隙後緣腕背橫紋與掌骨小頭連線之中點凹陷處。

特效 按摩

用拇指指甲掐威靈 3~5 次，掐後再揉，稱掐威靈。

功效 主治

開竅醒神，主要用於急驚、昏迷不醒急救等。

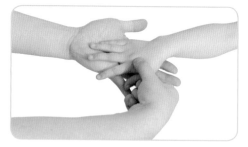

曲 池

準確 定位

屈肘成直角，肘彎橫紋外側端與肱骨外上髁連線的中點。

特效 按摩

一手握住孩子手腕，另一手拇指稍用力按壓，有酸痛感，稱按揉曲池。

功效 主治

疏風清熱，調和營衛。主治蕁麻疹、濕疹、肩肘關節疼痛、流行性感冒、扁桃腺炎、急性胃腸炎、頭痛、頭暈、腹痛等。

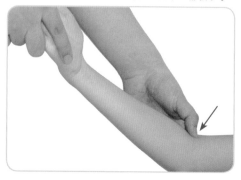

外八卦

準確 定位

雙手手背外勞宮周圍，與內八卦相對處。

特效 按摩

用拇指指甲順時針方向運外八卦100~300次，稱運外八卦。

功效 主治

寬胸理氣，通滯散結。主治胸悶、腹脹、便秘等。

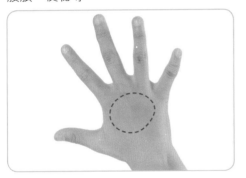

膊陽池

準確 定位

雙手手背一窩風上3寸。

特效 按摩

用拇指或中指揉膊陽池100~200次，稱揉膊陽池；用拇指指甲掐3~5次，然後揉之，稱掐膊陽池。

功效 主治

止頭痛，通大便，利小便等。

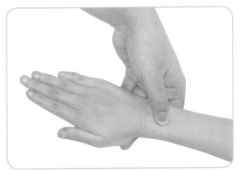

合 谷

準確 定位

當拇指和食指伸張時，在第1、2掌骨的中點，稍微偏向食指處。

特效 按摩

一手握住孩子手腕，另一手拇指稍用力按壓，有酸痛感，稱按揉合谷。

功效 主治

鎮靜止痛，通經活絡。主治外感頭痛、頭暈、耳鳴、耳聾、鼻炎、扁桃腺炎、胃痛、腹痛等。

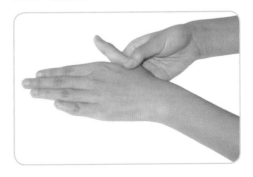

三關

準確 定位

前臂靠橈側，從陽池到曲池成一直線。

特效 按摩

用拇指橈側面或食指、中指指面自腕向肘推三關 100~300 次，稱推三關。

功效 主治

補氣行氣，溫陽散寒，發汗解表。主治氣血虛弱、四肢發寒、腹痛腹瀉、疹子透出不暢及感冒等一切虛寒病證。

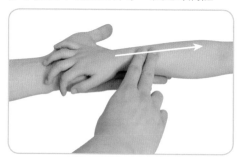

天河水

準確 定位

前臂正中，總筋至曲澤成一直線。

特效 按摩

用食指、中指指面從腕向肘直推天河水 100~500 次，稱清天河水。用食指、中指蘸水從總筋開始，一起一落地彈打，直至肘部，同時用嘴吹氣，稱彈打天河水。

功效 主治

清熱解表，瀉火除煩。主治口燥咽乾、唇舌生瘡、夜啼等熱性病證。彈打天河水清熱之力大於清天河水，多用於實熱、高熱等。

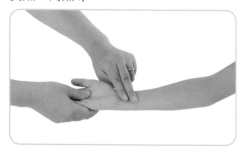

六腑

準確 定位

前臂尺側，肘至陰池成一直線。

特效 按摩

用拇指或食指、中指指面自肘向腕推六腑 100~500 次，稱推六腑。

功效 主治

清熱解毒，涼血。主治高熱、驚風、口瘡、面腫、咽痛、便秘等實熱病證。

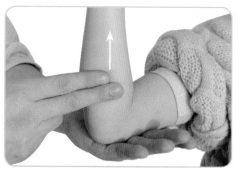

頭面頸頂部特效穴位

攢 竹

準確定位

　　兩眉中間至前發際成一直線。

特效按摩

　　用雙手拇指自眉心交替直推至前發際 30~50 次，為推攢竹，又稱開天門。一開始用力要輕，再慢慢加力，以看見孩子額頭皮膚微微發紅為度。

功效主治

　　疏風解表，開竅醒腦，鎮靜安神。主治外感發熱、頭痛等。需要注意的是，體質虛弱、出汗較多、患有佝僂病的寶寶要慎用。

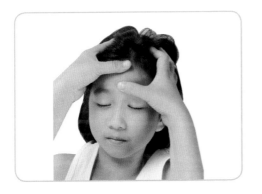

太 陽

準確定位

　　眉梢後凹陷中，左右各一穴。

特效按摩

　　用中指或拇指指端揉太陽穴 30~50 次，稱揉（運）太陽。向眼睛方向揉為補，向耳朵方向揉為瀉。外感頭痛用瀉法；外感表虛、內傷頭痛用補法。

功效主治

　　疏風解表，清熱，明目，止頭痛。主治外感發熱。

　　口舌生瘡、小便短赤等，建議多用瀉法少用補法，以免妄動心火。

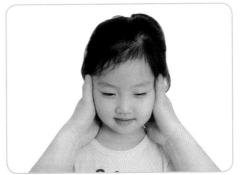

印堂

準確 定位

兩眉內側端連線中點處。

特效 按摩

用拇指指甲在印堂處掐 3~5 次，稱
掐印堂；用拇指端揉 20~30 次，稱揉印堂。

功效 主治

醒腦安神，祛風通竅。主治驚風、
感冒、頭痛。

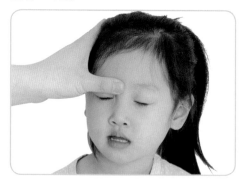

山 根

準確 定位

印堂之下，兩目內眥連線中點。

特效 按摩

用拇指指甲掐山根 3~5 次，稱掐山
根。

功效 主治

開啟關竅，醒目安神。主治驚風、昏
迷、抽搐等。多與掐人中、掐老龍等合用。

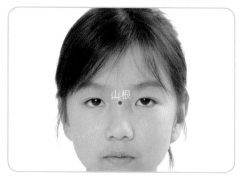

晴 明

準確 定位

目內眥旁 0.1 寸，左右各一穴。

特效 按摩

用拇指指端按揉晴明（向眼睛內上
方點揉）10~20 次，稱按揉晴明。

功效 主治

明目止痛。主治頭痛、目赤腫痛、
弱視、近視、斜視、色盲等。

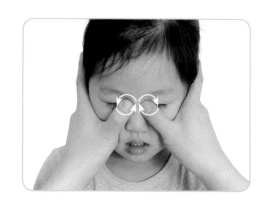

坎宮

準確定位

自眉頭起沿眉向眉梢成一橫線。

特效按摩

用雙手拇指自眉心沿兩側眉梢分推30~50次，其餘四指輕放在頭部兩側固定，稱推坎宮。

功效主治

疏風解表，醒腦明目，止頭痛。主治外感發熱、頭痛。與推攢竹、揉太陽、揉耳後高骨配合，組成"治外感法"，家長掌握了這幾個基本手法，當孩子外感發熱、頭痛時，就能夠迅速緩解孩子的不適。

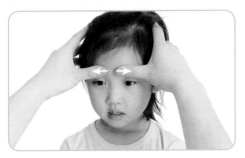

百會

準確定位

頭頂正中線與兩耳尖連線的交會處。

特效按摩

用拇指螺紋面或掌心按3~5次，稱按百會；揉或按揉百會30~50次，稱揉百會或按揉百會。

功效主治

安神鎮驚，升陽舉陷。主治驚風、驚癇、煩躁、遺尿等。新生兒和小嬰兒不宜單用按百會，多用揉百會或按揉百會。

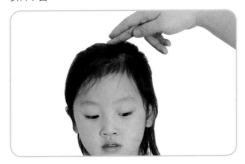

耳後高骨

準確定位

耳後入發際，乳突後緣高骨下凹陷中，左右各一穴。

特效按摩

用雙手拇指或中指指端揉30~50次，稱揉耳後高骨。

功效主治

疏風解表。主治感冒頭痛。多與推攢竹、推坎宮、揉太陽合用。

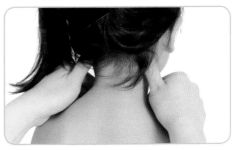

四白

準確定位

目正視，瞳孔直下，顴骨上方凹陷中，左右各一穴。

特效按摩

用拇指指端按揉四白 10~20 次，稱按揉四白。

功效主治

明目止痛。主治目赤腫痛、近視、斜視、頭痛等。

瞳子髎

準確定位

目外眦旁 0.5 寸，眶骨外緣凹陷中，左右各一穴。

特效按摩

用拇指或中指指端按揉瞳子髎 30~50 次，稱按揉瞳子髎。

功效主治

通絡止痛，明目祛風。主治頭痛、目赤腫痛、迎風流淚、近視、斜視等。

絲竹空

準確定位

眉梢骨凹陷中，左右各一穴。

特效按摩

用拇指或中指指端按揉絲竹空 30~50 次，稱按揉絲竹空。

功效主治

明目止痛。主治頭痛、目赤腫痛、近視、斜視、牙痛等。

準頭

準確定位

鼻頭尖端正中。

特效按摩

用拇指指甲掐準頭 3~5 次，稱掐準頭。

功效主治

解表鎮驚。主治外感、慢驚風等。

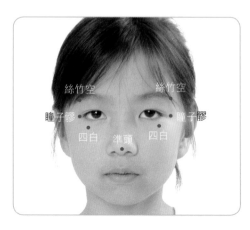

承 漿

準確 定位

下唇下，頦唇溝的正中凹陷處。

特效 按摩

用拇指指端按揉承漿 30~50 次，稱按揉承漿；用拇指指甲掐，稱掐承漿。

功效 主治

鎮驚安神，止涎止痛。主治驚風抽搐、流口水、齒齦腫痛、精神疾病等。

人 中

準確 定位

人中溝正中上 1/3 與下 2/3 交界處。

特效 按摩

用拇指指甲掐 3~5 次，稱掐人中。

功效 主治

醒神開竅，主要用於急救。主治中暑、窒息、驚厥或抽搐。

迎 香

準確 定位

鼻翼外緣旁開 0.5 寸，鼻唇溝陷中，左右各一穴。

特效 按摩

用食指、中指或兩拇指橈側按揉 20~50 次，稱揉迎香。

功效 主治

宣肺氣，通鼻竅。主治鼻塞流涕、呼吸不暢等。

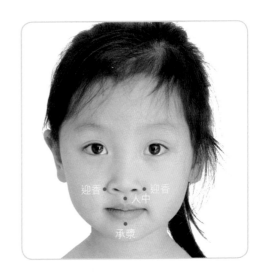

牙關

準確 定位

下頜角前上方 1 橫指，用力咬牙時，咬肌隆起處，左右各一穴。

特效 按摩

用拇指或中指按牙關 3~5 次，稱按牙關；揉 30~50 次，稱揉牙關。

功效 主治

疏風通絡，止痛開竅。主治牙關緊閉、口眼歪斜。

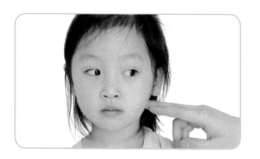

天柱骨

準確 定位

頸後發際正中至大椎成一直線。

特效 按摩

用雙手拇指或食指、中指指面自上而下直推天柱骨 100~300 次，稱推天柱骨；也可以用刮痧板或湯匙蘸水自上而下刮天柱骨至皮下輕度瘀血，稱刮天柱骨。

風池

準確 定位

頸後，後發際，胸鎖乳突肌與斜方肌之間凹陷中，左右各一穴。

特效 按摩

用拇指、食指或拇指、中指相對用力，拿揉或拿風池 5~10 次，稱拿揉風池或拿風池。

功效 主治

發汗解表，祛風散寒。主治感冒頭痛、發熱無汗、落枕、背痛等。

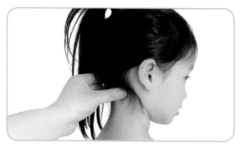

功效 主治

降逆止嘔，祛風散寒。主治噁心、嘔吐、外感發熱、頸項強痛、咽痛等。

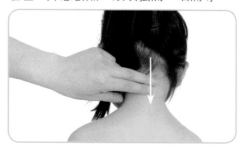

胸腹部特效穴位

中脘

準確 定位

肚臍正中直上 4 寸，即胸骨下端劍突與臍連線的中點。

特效 按摩

用中指指端按揉中脘 100~300 次，稱揉中脘；用掌心或食指、中指、無名指三指摩中脘 5 分鐘，稱摩中脘；用食指、中指指面自喉往下推至中脘 100~300 次，稱推中脘。

功效 主治

健脾和胃，消食和中。主治腹瀉、嘔吐、腹脹、腹痛、食慾不振等。

臍

準確 定位

肚臍中。

特效 按摩

用中指指端或掌根揉臍 100~300 次，稱揉臍。逆時針方向揉為補，順時針方向揉為瀉，順逆各半揉為平補平瀉。

功效 主治

補法具有溫陽散寒、補益氣血、健脾和胃、消食導滯的作用，多用於寒濕、脾虛、腎虛型腹瀉，氣虛型便秘，疳積等症。瀉法治療濕熱型腹瀉、實熱型便秘、痢疾。平補平瀉法多用於先天不足、後天失調，或寒濕凝聚、乳食停滯、傷乳食瀉等。

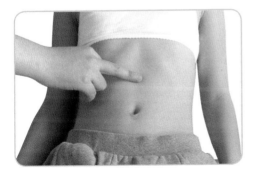

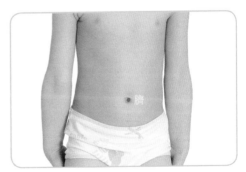

脅肋

準確 定位

從腋下兩脅至天樞處。

特效 按摩

用雙手手掌從兩側腋下搓摩至天樞處 50~100 次，稱搓摩脅肋。

功效 主治

順氣化痰，除胸悶，開積聚。主治胸悶、腹脹、氣喘等。

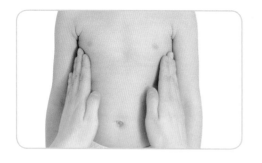

天突

準確 定位

胸骨切跡上緣正中凹陷中。

特效 按摩

用中指指端按揉天突 10~30 次，稱按揉天突；用雙手拇指對稱擠捏天突，至皮下瘀血成紫紅色，稱擠捏天突。

功效 主治

理氣化痰，降逆止嘔，止咳平喘。主治痰喘、嘔吐、外感發熱。

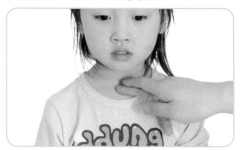

膻中

準確 定位

胸骨正中，兩乳頭連線中點。

特效 按摩

用中指指端揉膻中 50~100 次，稱揉膻中；用兩拇指自膻中向兩旁分推至乳頭 50~100 次，稱分推膻中；用食指、中指自胸骨切跡向下推至劍突 50~100 次，稱推膻中。

功效 主治

寬胸理氣，止咳化痰。主治胸悶、咳嗽、吐逆等。

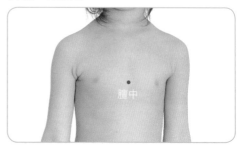

膻中

腹

準確 定位

腹部。

特效 按摩

用雙手拇指自劍突下沿肋弓邊緣或自中脘至臍，向兩旁分推 100~200 次，稱分推腹陰陽；用食指、中指、無名指三指指腹摩 5 分鐘，稱摩腹。

功效 主治

健脾和胃，理氣消食。順時針摩腹為瀉法，能消食通便，主治便秘、腹脹、厭食等；逆時針為補法，能健脾止瀉，用於脾虛瀉、寒濕瀉。

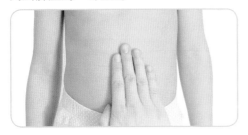

肚 角

準確 定位

臍下 2 寸，旁開 2 寸的大筋，左右各一穴。

特效 按摩

用拇指、食指、中指三指由臍旁向深處拿捏肚角 3~5 次，稱拿捏肚角。一拿一鬆為一次。

功效 主治

理氣消滯，止腹痛。主要治療各種原因引起的腹痛。不過，拿捏肚角的刺激較強，一般拿捏 3~5 次即可，不可拿捏時間太長。

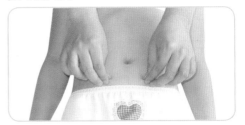

乳 根

準確 定位

乳頭自下 0.2 寸，左右各一穴。

特效 按摩

用中指指端按揉 20~50 次，稱揉乳根。

功效 主治

寬胸理氣，止咳化痰，降逆止嘔。主治胸悶、咳嗽、痰鳴等。

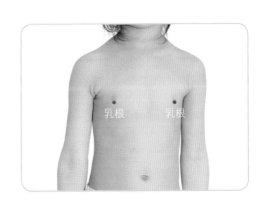

乳根　　　乳根

天樞

準確 定位

臍旁 2 寸，左右各一穴。

特效 按摩

用雙手拇指或食指、中指揉天樞 50~100 次，稱揉天樞。

功效 主治

疏調大腸，理氣消滯。主治急慢性胃腸炎及消化功能紊亂引起的腹瀉、嘔吐、食積、腹脹、大便秘結等。

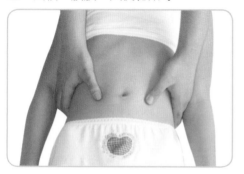

丹田

準確 定位

下腹部，臍下 2 寸與 3 寸間。

特效 按摩

用手指、手掌揉或摩丹田 50~100 次，稱揉丹田或摩丹田。

功效 主治

培腎固本，溫補下元。主治小兒先天不足，下元虛冷引起的腹痛、遺尿、脫肛等。

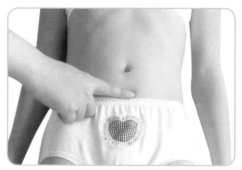

乳旁

準確 定位

乳頭外側旁開 0.2 寸，左右各一穴。

特效 按摩

用中指指端揉 20~50 次，稱揉乳旁。

功效 主治

理氣寬胸，化痰止咳，降逆止嘔。主治胸悶、咳嗽、痰鳴、嘔吐等。

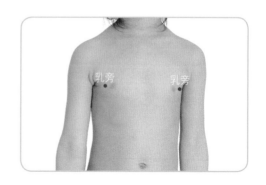

腰背部特效穴位

肩井

準確 定位

大椎與肩峰連線之中點，肩部筋肉處，左右各一穴。

特效 按摩

用拇指與食指、中指對稱用力提拿肩井 3~5 次，稱拿肩井；用拇指指端按壓肩井 10~30 次，稱按肩井。

功效 主治

宣通氣血，發汗解表。多用於治療後的結束手法，也可配合推攢竹、揉太陽、推坎宮、揉耳後高骨等用於治療感冒。

脊柱

準確 定位

大椎至長強成一直線。

特效 按摩

用食指、中指指腹自上而下直推脊柱 100~300 次，稱推脊柱；用捏法自下而上捏脊柱兩側 3~5 遍，稱捏脊。捏脊一般操作 5 遍，最後 2 遍每捏 3 下將脊背提一下，稱為捏三提一法。在捏脊前先在背部輕輕撫摩幾遍，使肌肉放鬆。

功效 主治

調陰陽，理氣血，和臟腑，通經絡，強身健體。重推脊柱可清熱，輕推脊柱可安神，有助睡眠。

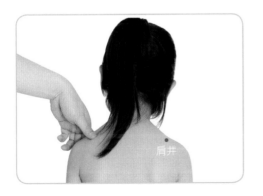

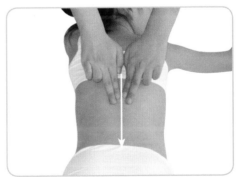

大椎

準確 定位

第 7 節頸椎下凹陷中。

特效 按摩

用拇指指端揉大椎 20~30 次，稱揉大椎。

功效 主治

清熱解表，主治感冒發熱、咳嗽等。

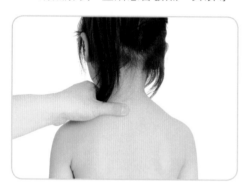

肺俞

準確 定位

第 3 胸椎棘突下，旁開 1.5 寸，左右各一穴。

特效 按摩

用雙手拇指或食指、中指端揉肺俞 50~100 次，稱揉肺俞。

功效 主治

調肺氣，補虛損，疏風解表，宣肺止咳。主治外感咳嗽，治外感常配合推

風門

準確 定位

第 2 胸椎棘突下，旁開 1.5 寸，左右各一穴。

特效 按摩

用雙手拇指或食指、中指指端揉風門 20~30 次，稱揉風門。

功效 主治

解表通絡，止咳平喘。主治外感風寒、咳嗽氣喘。

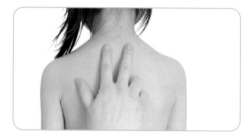

攢竹、揉太陽、推坎宮、揉耳後高骨、清肺經、揉膻中等。

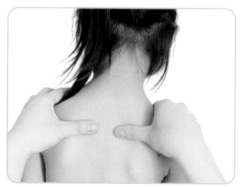

心俞

準確定位

第 5 胸椎棘突下，旁開 1.5 寸，左右各一穴。

特效按摩

用雙手拇指或食指、中指螺紋面揉心俞 20~30 次，稱揉心俞。

功效主治

補益心氣，安神益智。主治胸悶、驚風、煩躁、盜汗、遺尿等。

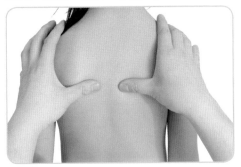

脾俞

準確定位

第 11 胸椎棘突下，旁開 1.5 寸，左右各一穴。

特效按摩

用雙手拇指螺紋面或一手食指、中指指端揉脾俞 50~100 次，稱揉脾俞。

功效主治

健脾胃，助運化，祛水濕。主治嘔吐、腹瀉、疳積、食慾不振、四肢乏力等。

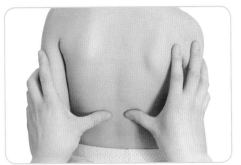

定喘

準確定位

大椎旁開 0.5 寸，左右各一穴。

特效按摩

用食指、中指按揉定喘 20~30 次，稱揉定喘。

功效主治

肅降肺氣，定喘止咳。主治哮喘、咳嗽等呼吸系統疾病。

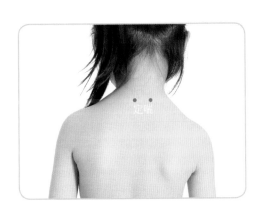

肝俞

準確定位

第 9 胸椎棘突下，旁開 1.5 寸，左右各一穴。

特效按摩

用雙手拇指或食指、中指螺紋面按揉肝俞 10~30 次，稱揉肝俞。

功效主治

疏肝理氣，明目解鬱。主治黃疸、脅痛、目赤腫痛、近視、煩躁、驚風等。

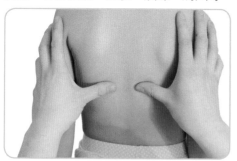

膽俞

準確定位

第 10 胸椎棘突下，旁開 1.5 寸，左右各一穴。

特效按摩

用雙手拇指或食指、中指指端揉膽俞 50~100 次，稱揉膽俞。

功效主治

清熱利膽。主治黃疸、口苦、脅痛、潮熱等。

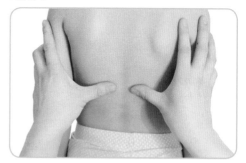

胃俞

準確定位

第 12 胸椎棘突下，旁開 1.5 寸，左右各一穴。

特效按摩

用雙手拇指或食指、中指端揉胃俞 50~100 次，稱揉胃俞。

功效主治

和胃助運，消食導滯。主治胸脅痛、

胃脘痛、嘔吐、腹脹、腸鳴、疳積等。

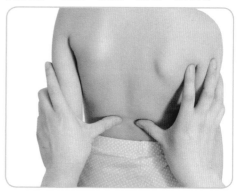

八 髎

準確 定位

第 1~4 骶後孔中，分別為上髎、次髎、中髎、下髎，左右共 8 穴，合稱八髎。

特效 按摩

用小魚際擦熱八髎，稱擦八髎；用掌根按揉八髎 30~50 次，稱按揉八髎。

功效 主治

溫補下元。主治小便不利、遺尿、腰痛、便秘、腹瀉等。

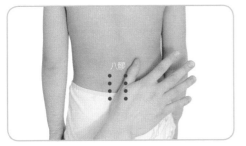

命 門

準確 定位

第 2 腰椎棘突下。

特效 按摩

用拇指螺紋面着力揉命門 10~30 次，稱揉命門。

功效 主治

溫腎壯陽，縮泉止遺。主治遺尿、腹瀉、哮喘、水腫等。

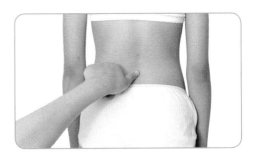

七節骨

準確 定位

第 4 腰椎至尾椎骨端（長強）成一直線。

特效 按摩

用拇指橈側面或食指、中指指腹自上而下推七節骨 100~300 次為下推七節骨；自下向上推七節骨 100~300 次為上推七節骨。

功效 主治

上推七節骨能溫陽止瀉，用於虛寒腹痛、腹瀉等；下推七節骨能瀉熱通便，多用於腸熱便秘或痢疾等。

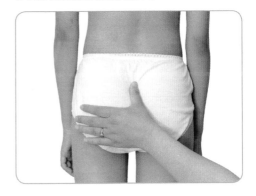

腎俞

準確 定位

第 2 腰椎棘突下,旁開 1.5 寸,左右各一穴。

特效 按摩

用雙手拇指或食指、中指指端揉腎俞 10~30 次,稱揉腎俞。

功效 主治

補益腎氣,強身健體。主治遺尿、腹瀉、耳鳴、哮喘等。

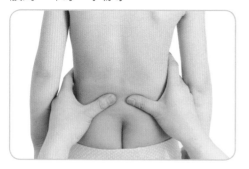

大腸俞

準確 定位

第 4 腰椎棘突下,旁開 1.5 寸,左右各一穴。

特效 按摩

用雙手拇指螺紋面着力揉大腸俞 10~30 次,稱揉大腸俞。

功效 主治

調腸通腹,止瀉通便。主治腹痛、腹脹、腹瀉、便秘等。

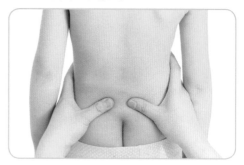

龜尾

準確 定位

尾椎骨端。

特效 按摩

用拇指或中指指端揉龜尾 100~300 次,稱揉龜尾。

功效 主治

通調督脈,調理大腸。多與揉臍、推七節骨配合應用,治療腹瀉、便秘等。

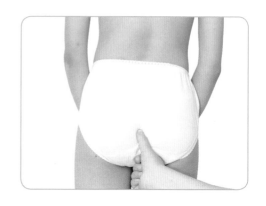

下肢部特效穴位

箕 門

準確 定位

雙腿大腿內側，膝蓋上緣至腹股溝成一直線。

特效 按摩

用食指、中指指面直推箕門100~300 次，稱推箕門。

功效 主治

利尿清熱。主治小便赤澀不利、尿閉、水瀉等。

膝 眼

準確 定位

雙腿膝蓋兩旁凹陷中。外側凹陷稱外膝眼；內側凹陷稱內膝眼。

特效 按摩

用拇指、食指分別揉按兩側膝眼50~100次，稱按揉膝眼，掐、拿3~5次。

功效 主治

熄風止搐，通經活絡。主治下肢痿軟無力、膝關節扭挫傷等。

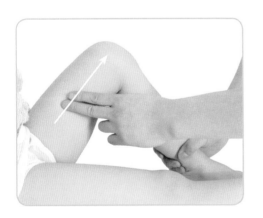

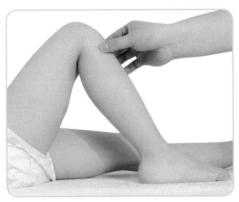

前承山

準確定位

雙腿小腿脛骨旁，與後承山相對。

特效按摩

用拇指指甲掐前承山 3~5 次，稱掐前承山；用拇指螺紋面揉前承山 30 次，稱揉前承山。

功效主治

熄風定驚，行氣通絡。主治下肢抽搐、肌肉萎縮等。

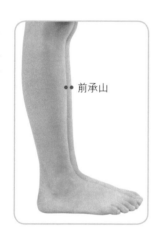
前承山

三陰交

準確定位

雙腿小腿內側，內踝尖上 3 寸，脛骨內側緣後際。

特效按摩

用拇指或食指指端按揉三陰交 20~30 次，稱按揉三陰交。

功效主治

通血脈，活經絡，疏下焦，利濕熱，通調水道。主治遺尿、小便頻數、澀痛不利等。

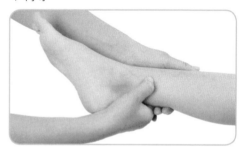

陽陵泉

準確定位

雙腿腓骨小頭前下方，脛腓關節處凹陷中。

特效按摩

用拇指螺紋面按揉陽陵泉 30~50 次，稱按揉陽陵泉。

功效主治

清熱利濕，舒筋通絡。主治胸脅疼痛、口苦、下肢麻木等。

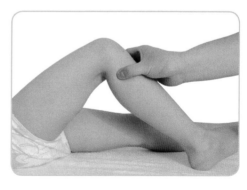

百 蟲（血海）

準確 定位

雙腿膝蓋上內側肌肉豐厚處。

特效 按摩

用拇指和食指、中指對稱提拿百蟲 3~5 次，稱拿百蟲；用拇指指端按揉百蟲 10~30 次，稱按揉百蟲。

功效 主治

疏通經絡，止抽搐。主治下肢癱瘓及痹痛等。

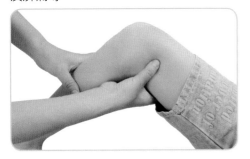

足三里

準確 定位

雙腿外膝眼下 3 寸，脛骨旁開 1 寸。

特效 按摩

用拇指螺紋面按揉足三里 50~100 次，稱按揉足三里。

功效 主治

健脾和胃，調中理氣，通絡導滯，主治嘔吐、腹瀉等。

豐 隆

準確 定位

雙腿外踝尖上 8 寸，脛骨外側 1.5 寸，脛腓骨之間。

特效 按摩

用拇指或中指指端揉豐隆 20~40 次，稱揉豐隆。

功效 主治

化痰平喘，和胃氣。主治咳嗽氣喘等。

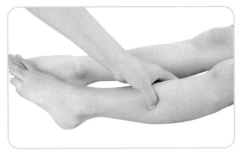

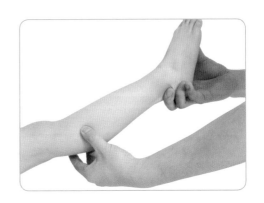

後承山

準確 定位

雙腿小腿後面正中,伸直小腿時,腓腸肌肌腹下尖角凹陷處。

特效 按摩

用拇指或食指、中指指端在後承山處稍用力撥該處的筋腱3~5次,稱拿後承山。

功效 主治

通經活絡,止痙熄風。主治驚風、下肢痿軟、腿痛轉筋等。

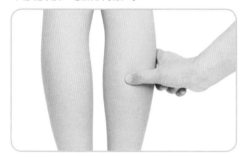

委 中

準確 定位

雙腿窩中央,兩大筋之間。

特效 按摩

用拇指、食指指端提拿勾撥窩中筋腱 5 次,稱拿委中。

功效 主治

疏通經絡,熄風止痙。主治驚風抽搐、下肢痿軟無力等。

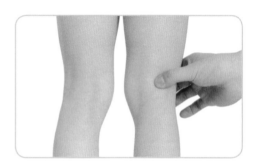

湧 泉

準確 定位

雙足掌心前 1/3 與後 2/3 交界處的凹陷中。

特效 按摩

用拇指指腹着力,向足趾方向直推湧泉 100~300 次,稱推湧泉;用拇指指腹按揉湧泉 30~50 次,稱揉湧泉。

功效 主治

滋陰退熱,主治五心煩熱、夜啼。

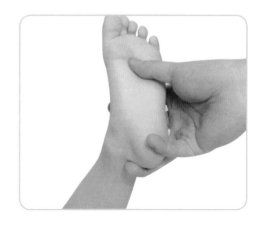

第三章
兒童常見病按摩法

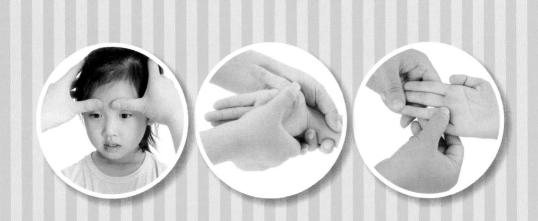

發熱

發熱，即體溫異常升高，是小兒時期許多疾病的常見症狀。其中以外感發熱最為常見，但除感冒外，許多急性傳染病的初期均有不同程度的發熱，如麻疹、流行性乙型腦炎、水痘等。

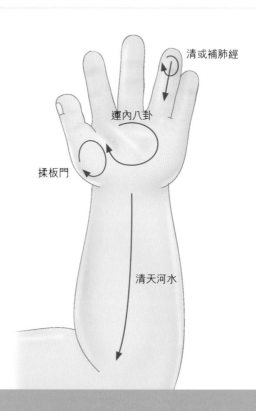

清或補肺經

運內八卦

揉板門

清天河水

專 家 點 解

發熱的治療原則以清熱為主。外感發熱佐以發散解表；肺胃實熱者，佐以清瀉裏熱，理氣消食；陰虛發熱者，佐以滋陰。

清肺經、清天河水的主要作用是清熱瀉火，去除肺熱；揉板門、運內八卦可以導滯消食，讓孩子恢復食慾。

基本按摩手法

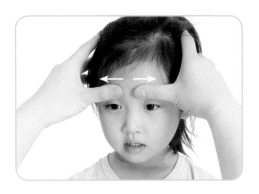

① 推坎宮：用兩拇指自眉心沿兩側眉梢分推坎宮 200 次。

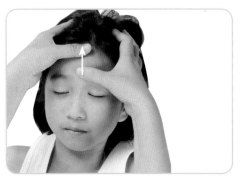

② 推攢竹：用兩拇指自眉心交替直推至前髮際 200 次。

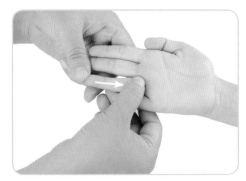

③ 清肺經：用拇指螺紋面向指根方向直推肺經 200 次。

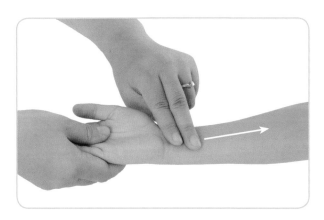

④ 清天河水：用食、中指面自腕向肘直推天河水 300 次。

風寒發熱型 微微發汗，嗓子疼，口乾，流黃鼻涕，食指脈絡紅紫。

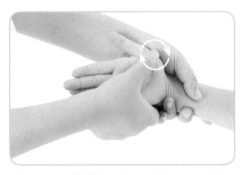

❶ 揉板門：用拇指指端揉大魚際 200 次。

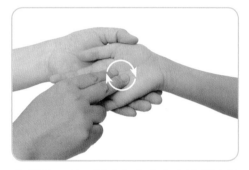

❷ 運內八卦：用食指和中指指腹順時針運內八卦 200 次。

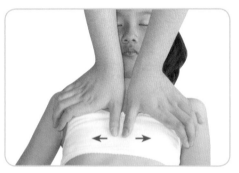

❸ 推膻中：用雙手拇指自膻中向兩旁分推至乳頭 100 次。

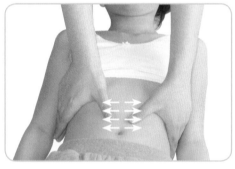

❹ 分推腹陰陽：用兩手拇指自中脘至臍，向兩旁分推 100 次。

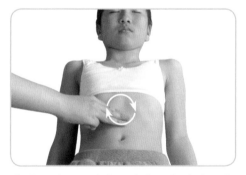

❺ 摩中脘：用食指、中指、無名指三指摩中脘 3~5 分鐘。

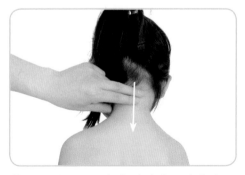

❻ 推天柱骨：用拇指或食指、中指自上而下直推天柱骨 10 次。

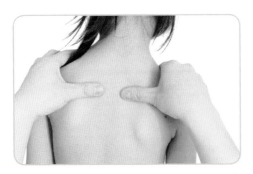

❼ 揉肺俞：用雙手拇指指端揉肺俞 100 次。

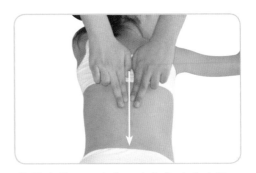

❽ 推脊柱：用食指、中指指腹自大椎至 長強直推 10 次。

肺胃實熱型　面色發紅，煩躁哭鬧，指紋深紫，舌紅苔燥，便秘時間長。

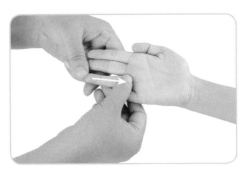

❶ 清肺經：用拇指螺紋面向指根方向直 推肺經 200 次。

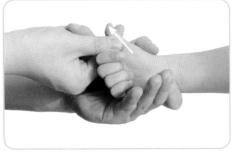

❷ 清胃經：用拇指螺紋面向指尖方向直 推胃經 200 次。

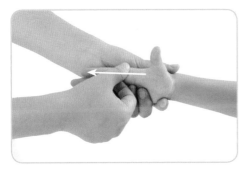

❸ 清大腸經：用拇指指腹自虎口向指尖 直推大腸經 200 次。

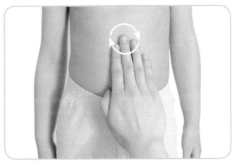

❹ 摩腹：用食指、中指、無名指三指指 腹摩腹部 100 次。

陰虛發熱型 手腳熱，夜間睡覺時容易出汗，食慾減退。

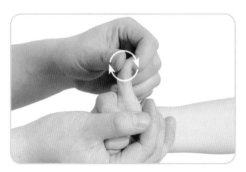

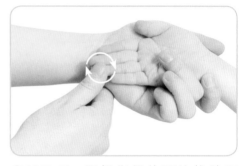

❶ 補脾經：用拇指螺紋面旋推脾經 200 次。

❷ 補肺經：用拇指螺紋面旋推肺經 100 次。

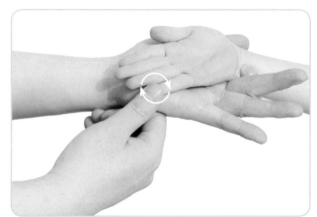

❸ 補腎經：用拇指螺紋面旋推腎經 200 次。

調養 Tips

　　生梔子 10 克研成粉，用一隻蛋白調成糊狀，做成 3 個硬幣大小的藥餅，攤在布上。按男左女右敷於湧泉穴，外面用繃帶裹上。每日 1 次，每次敷 8 小時左右，連用 3 天。取下藥餅時皮膚呈鴨蛋青色，顏色越深療效越佳。

感冒即上呼吸道感染，是小兒時期最常見的疾病，病邪侵犯鼻、咽、扁桃腺、喉等部位，亦可累及鄰近器官，導致中耳炎、結膜炎、副鼻竇炎、頸淋巴結炎及咽後壁膿腫。急性上呼吸道感染一年四季均可發生，多見於冬春兩季氣候變化大的季節。本病多由病毒感染引起，少數由細菌致病，也有細菌、病毒的混合感染。

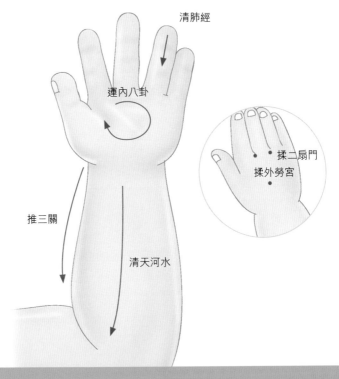

清肺經

運內八卦

揉二扇門

揉外勞宮

推三關

清天河水

專 家 點 解

推三關主要針對風寒型感冒能夠補虛散寒，配合外勞宮和二扇門的按摩，能夠快速發汗、退熱。

清肺經、清天河水主要針對風熱型感冒，以達到清熱解毒的目的。高熱驚厥時清天河水可加至 500 次。

基本按摩手法

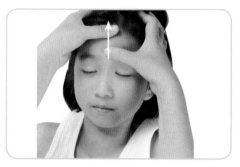

❶ 推攢竹：用雙手拇指自眉心交替直推
至前髮際 30~50 次。

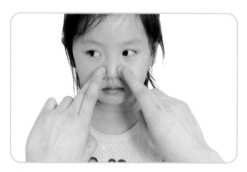

❷ 按迎香：用雙手食指按迎香 20~30 次。

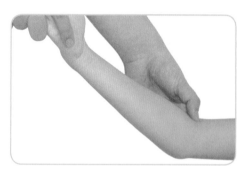

❸ 點揉曲池：用拇指點揉曲池 1~3 分鐘。

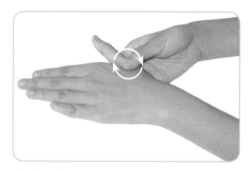

❹ 按揉合谷：用拇指按揉合谷 1~3 分鐘。

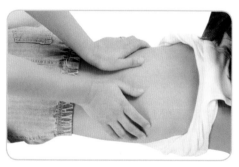

❺ 推腰背部：手掌蘸少許生薑汁沿脊柱
兩側，用大魚際着力推搓腰背部，以
皮膚發紅、發熱為度。

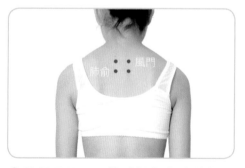

❻ 按揉風門：用雙手拇指指端按揉風
門 1 分鐘。用雙手拇指指端揉肺俞
100 次。

風寒型 怕冷，發熱，四肢關節酸痛，流清鼻涕，咳痰清稀，舌淡。

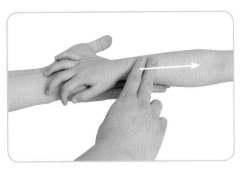

❶ 推三關：用食指、中指指面自腕向肘推三關 500 次。

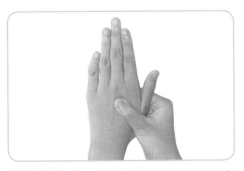

❷ 揉外勞宮：用拇指指端按揉外勞宮 100 次。

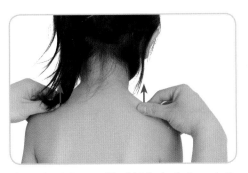

❸ 提拿肩井：用雙手拇指與食指、中指對稱用力提拿肩井部位肌肉 100 次。

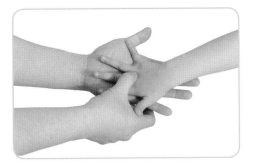

❹ 掐揉二扇門：用拇指指端掐揉二扇門 100 次。

調養 Tips

生薑蒲公英水泡腳緩解風寒感冒

　　將生薑、蒲公英各 50 克洗淨後，放入鍋中，加水適量煎湯，待藥溫適宜時泡腳，每次 40 分鐘，每日 1 次，連用 3 天，可發汗解表、散寒退熱。適用於風寒感冒。

風熱型 發熱重，嗓子疼，口干，有汗，流黃鼻涕，咳嗽痰黃，舌邊尖紅，苔薄黃。

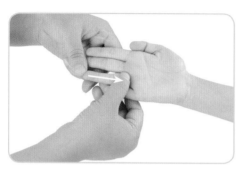

❶ 清肺經：用拇指螺紋面向指根方向直推肺經 300 次。

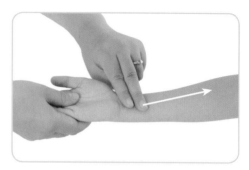

❷ 清天河水：用食指、中指指面自腕向肘直推天河水 100 次。

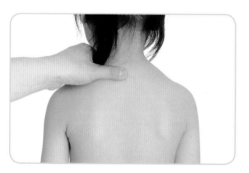

❸ 按揉大椎：用拇指螺紋面揉大椎 20~30 次。

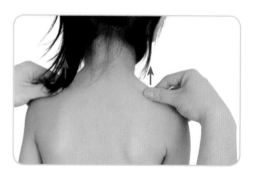

❹ 提拿肩井：雙手拇指與食指、中指對稱用力提拿肩井部位肌肉 10 次。

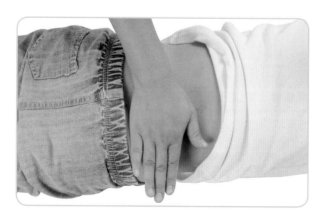

❺ 橫擦骶尾部：掌橫擦骶尾部，以透熱為度。

咳嗽痰多型 經常性咳嗽，痰多，有的孩子不會咳出痰。

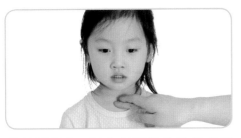

❶ 按揉天突：用食指指端按揉天突穴
1 分鐘。

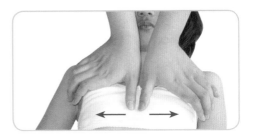

❷ 分推膻中：用雙手拇指自膻中向兩旁
分推至乳頭 100 次。

高熱驚厥型 感冒初的急性發熱，驚厥大都發生在體溫驟升時，出現意識
喪失，陣發痙攣，雙眼凝視、斜視、上翻等。

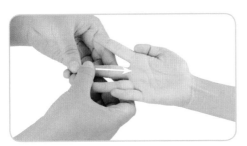

❶ 清心經：用拇指螺紋面向指根方向直
推心經 300 次。

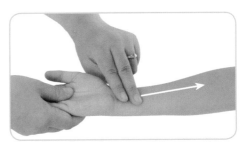

❷ 清天河水：用食指、中指指面自腕向
肘直推天河水 500 次。

食慾不振型 沒有進食慾望，嘴中發苦，不愛喝水。

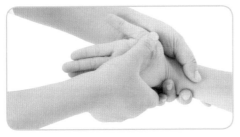

❶ 揉板門：用拇指指端揉大魚際 100 次。

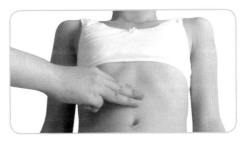

❷ 摩中脘：食指、中指、無名指三指摩
中脘 3~5 分鐘。

預防感冒按摩法

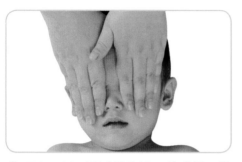

❶ 環摩面部：兩手掌快速互擦發燙。按在孩子的前額，先按順時針方向，再按逆時針方向環摩面部各 50 次，使孩子面部有溫熱感。

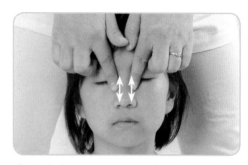

❷ 推擦鼻子兩側：兩手食指在孩子鼻子兩側做快速上下推擦，用力不要過重，以熱感向鼻腔內傳導為度。

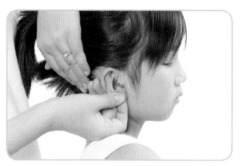

❸ 搓揉耳垂：雙手拇指和食指搓揉孩子雙側耳垂，反覆操作 1~3 分鐘，以耳垂發熱為度。

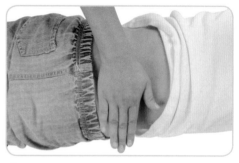

❹ 全掌橫擦孩子腰骶部：以透熱為度。

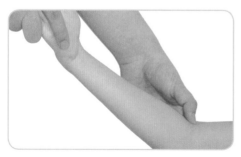

❺ 點揉曲池：用拇指點揉曲池 1~3 分鐘。

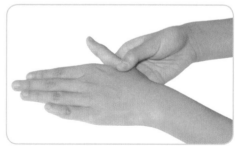

❻ 按揉合谷：用拇指按揉合谷 1~3 分鐘。

咽喉腫痛

咽喉腫痛多由風熱邪毒或外感風寒所致，急性患者除咽痛外，還可出現發熱、怕冷、頭痛、周身酸痛、食慾差，大便乾、口乾渴等全身中毒反應。有細菌感染時，血中白細胞數升高。如果咽痛劇烈，影響吞嚥，還會造成體內營養、代謝失調。

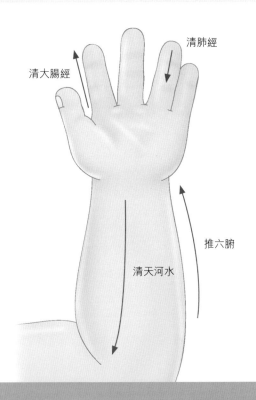

清肺經

清大腸經

推六腑

清天河水

專家點解

清肺經、清天河水的目的都是為了宣肺清熱；推六腑清熱涼血，針對咽喉腫痛同時還有便秘症狀的孩子；有積滯、腹脹症狀的孩子，加推清大腸經效果會更好。

基本按摩手法

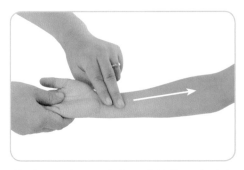

❶ 清天河水：用食指、中指指面自腕向肘直推天河水 300 次。

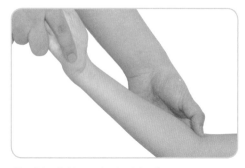

❷ 點揉曲池：用拇指點揉曲池 1~3 分鐘。

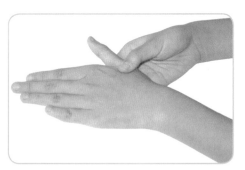

❸ 按揉合谷：用拇指按揉合谷 1~3 分鐘。

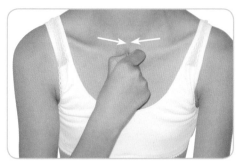

❹ 擠捏天突：用雙手拇指擠捏天突 30~50 次，再用大拇指指腹輕輕按揉 1 分鐘。

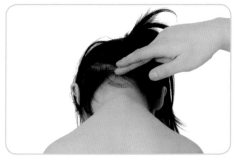

❺ 掐按風府：用拇指掐按風府 1 分鐘，然後自上而下按揉頸部，反覆操作 2~5 分鐘。

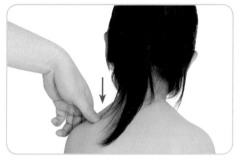

❻ 按壓肩井：用拇指稍用力按壓肩井部位肌肉 10 次。

肺胃熱盛型　吞嚥困難、高熱、眼部紅腫熱痛，咳嗽，咳痰黃稠、小便黃，大便秘結。

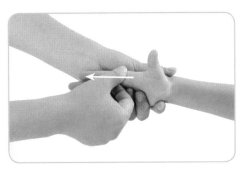

❶ 清大腸經：用拇指指腹自虎口向指尖直推大腸經 300 次。

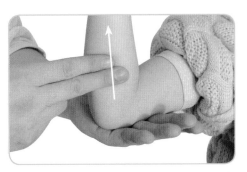

❷ 推六腑：用拇指或食指、中指指面自肘向腕推六腑 300 次。

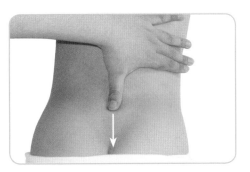

❸ 推下七節骨：用拇指指腹自上而下推七節骨 300 次。

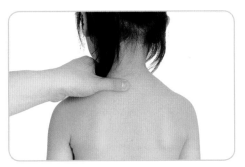

❹ 揉大椎：用拇指螺紋面揉大椎 20~30 次。

調養 Tips

① 綠豆海帶湯

綠豆、海帶各 10 克，白糖少許。將綠豆與海帶（切絲）放於鍋中，加水煮爛，後入白糖調味，每日當茶喝。

② 西瓜汁

將西瓜榨取汁，代茶飲。既可清熱除煩，又能養陰潤燥，可常吃。

風熱型 嗓子痛、咽喉乾澀、偶爾咳嗽、痰黏難咳。

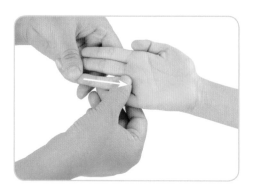

❶ 清肺經：用拇指螺紋面向指根方向直
推肺經 300 次。

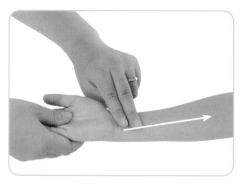

❷ 清天河水：用食指、中指指面自腕向
肘直推天河水 100 次。

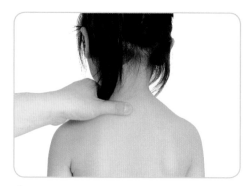

❸ 揉大椎：用拇指螺紋面揉大椎
20~30 次。

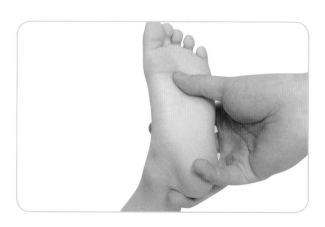

❹ 推湧泉：用拇指向足趾方
向推湧泉 200 次。

肺腎陰虛型　咽部灼熱發癢，微痛，咳嗽，咳痰量少，氣短乏力。

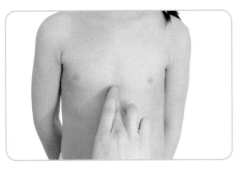

❶ 揉膻中：用中指螺紋面按揉膻中
100 次。

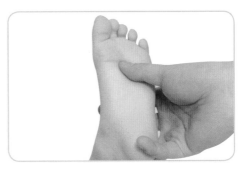

❷ 按揉湧泉：用拇指螺紋面按揉湧泉
30 次。

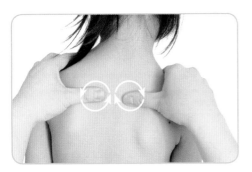

❸ 揉肺俞：用雙手拇指指端揉肺俞
100 次。

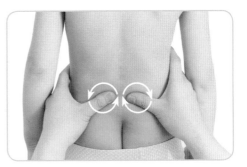

❹ 揉腎俞：用雙手拇指指端揉腎俞
100 次。

調養 Tips

① 咽茶飲

雙花、麥冬、木蝴蝶、胖大海、生甘草各 3~5 克，開水沖泡頻服。

② 清咽飲

烏梅肉、生甘草、沙參、麥冬、桔梗、玄參各 50 克，搗碎混勻，每日 3 次，
每次 15 克左右，以沸水沖飲。

咳嗽

中醫認為，當風、寒、暑、濕、燥等外邪侵襲人體的時候，就會引起人體肺、脾、腎三內臟功能失調。孩子身體薄弱，呼吸道血管豐富，支氣管黏膜嬌嫩，從而較易發生炎症。咳嗽一年四季都可發生，但以冬春季節最為多見。

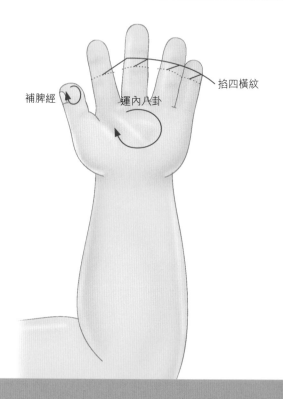

補脾經　　　運內八卦　　　掐四橫紋

專 家 點 解

　　掐四橫紋能退熱除煩，散瘀結；推四橫紋具有調中行氣、和氣血、消脹滿的作用，與補脾經合用，治療咳嗽、痰多效果顯著；順時針推運內八卦具有寬胸利膈、理氣化痰的功效。

基本按摩手法

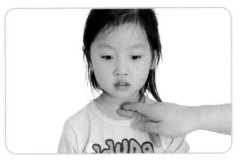

❶ 按揉天突：用中指指端按揉天突1分鐘。

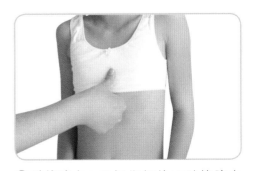

❷ 點按膻中：用拇指螺紋面點按膻中1分鐘。

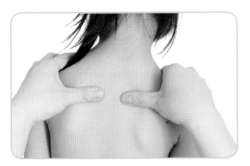

❸ 揉肺俞：用雙手拇指指端揉肺俞100次。

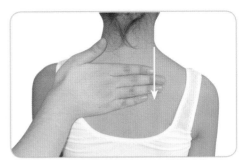

❹ 推肩胛骨：用手掌自肩胛骨內緣從上向下推動100次。

調養 Tips

① 葱白粥

糯米60克，生薑5片，連鬚葱白5條，米醋5毫升。用糯米煮粥，加入搗爛的生薑、葱白、米醋，趁熱飲用，並蓋被取汗。

② 橘皮粥

鮮橘皮30克，粳米60克。先將橘皮水煎去渣，再加入洗淨的粳米煮粥服食。每日早、晚各1劑，連服7日。

風熱型 嗓子疼，痰黃，發熱，出汗，舌苔薄黃。

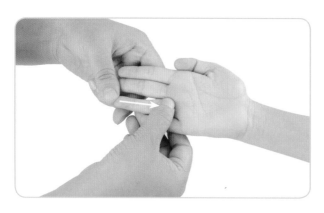

❶ 清肺經：用拇指螺紋面向指根方向直推肺經 300 次。

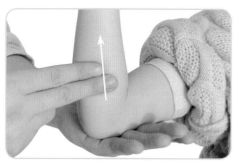

❷ 推六腑：用拇指或食指、中指指面自肘向腕推六腑 300 次。

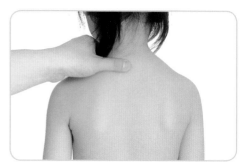

❸ 揉大椎：用拇指螺紋面揉大椎穴 20~30 次。

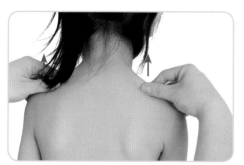

❹ 提拿肩井：雙手拇指與食指、中指對稱用力提拿肩井部肌肉 10 次。

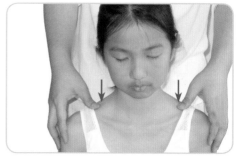

❺ 按壓肩井：雙手拇指稍用力按壓肩井部肌肉 5 次。

風寒型　發熱怕冷，無汗，痰稀色白。

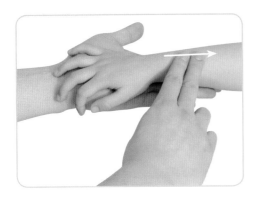

❶ 推三關：用食指、中指指面自腕向肘推三關 300 次。

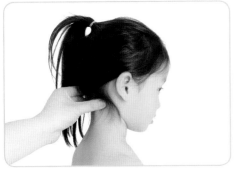

❷ 拿風池：用拇指、食指或拇指、中指相對用力拿風池 100 次。

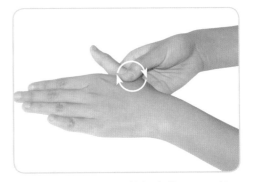

❸ 按揉合谷：用拇指按揉合谷 1~3 分鐘。

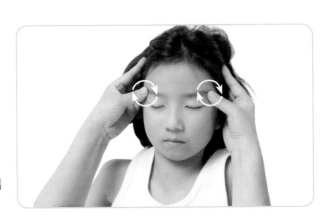

❹ 揉太陽：用中指或拇指端向耳方向揉太陽 300 次。

乾咳型 乾咳少痰。　　　　　　　　**痰多型** 痰白且量多。

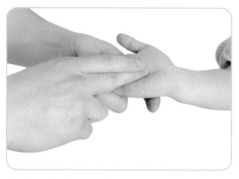

❶ 揉內勞宮：用食指、中指指端揉內勞宮 50 次。

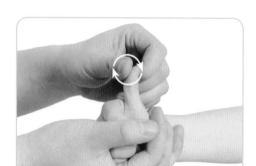

❶ 補脾經：用拇指螺紋面旋推脾經 300 次。

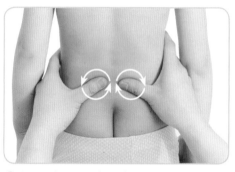

❷ 揉腎俞：用雙手拇指指端揉腎俞 100 次。

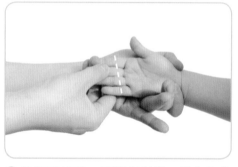

❷ 掐揉四橫紋：用拇指指端，從食指依次掐揉至小指橫紋 300 次。

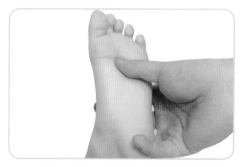

❸ 推湧泉：用拇指向足趾方向推湧泉 200 次。

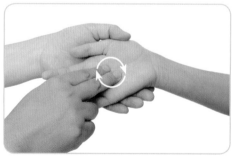

❸ 運內八卦：用食指和中指螺紋面順時針運內八卦 200 次。

哮喘

哮喘是一年四季都有可能發作的疾病，尤其當寒冷季節氣候急劇變化時發病更多，輕者打噴嚏、流鼻涕、呼吸不暢，嚴重者不能平躺、大汗淋漓、四肢發涼，甚至危及生命。一般情況下，對於先天性哮喘的孩子，一定要儘快發現、儘早治療，因為年齡越小，治癒的機會就越大。

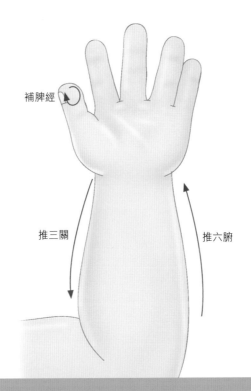

補脾經

推三關

推六腑

專│家│點│解

　　中醫認為，肺、脾、腎三臟不足，特別是先天稟賦不足，是哮喘發病的主要因素。按摩治療着重於宣肺、健脾、補腎。推六腑針對熱喘型，能夠清熱解毒；推三關針對寒喘型，能夠補氣行氣。

基本按摩手法

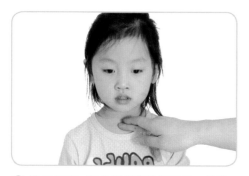

❶ 按揉天突：用食指指端按揉天突1分鐘。

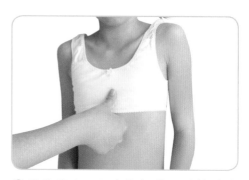

❷ 點按膻中：用中指螺紋面點按膻中 1分鐘。

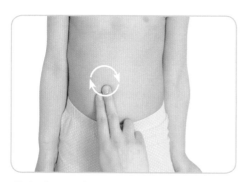

❸ 揉臍：用食指和中指揉肚臍 100 次。

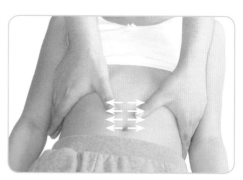

❹ 分推腹陰陽：中脘至肚臍向兩旁分推 50 次。

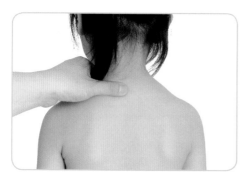

❺ 揉大椎：用拇指螺紋面揉大椎 20~30 次。

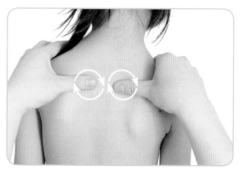

❻ 揉肺俞：用雙手拇指指端揉肺俞 100 次。

熱喘型　咳痰黃稠，小便發黃，便秘，發熱面紅，舌紅苔黃，喜冷飲。

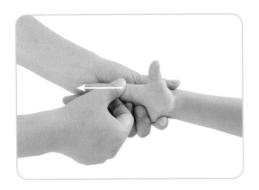

❶ 清大腸經：用拇指指腹自虎口向指尖
　直推大腸經 100 次。

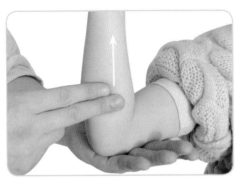

❷ 推六腑：用拇指或食指、中指指面自
　肘向腕推六腑 200 次。

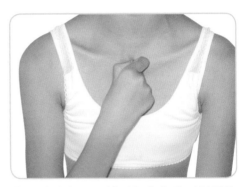

❸ 按摩胸部：用雙手拇指指腹以任脈為
　中線，自天突起從上而下漸漸向兩側
　分推至整個胸部 2 分鐘，然後擦胸部
　1 分鐘。

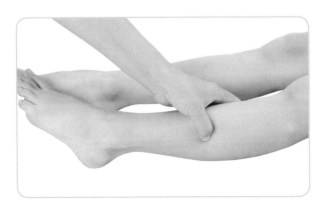

❹ 點揉豐隆：用拇指或食指
　按揉豐隆 2 分鐘。

寒喘型 咳痰稀白，面色蒼白，尿色清，怕冷，喜熱飲。

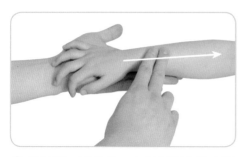

① 推三關：用食指、中指指面自腕向肘推三關 300 次。

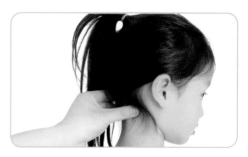

② 拿風池：用拇指、食指或拇指、中指相對用力拿風池 100 次。

虛喘型 易反覆發作，一般咳痰無力、氣短聲低、口唇發紫等。

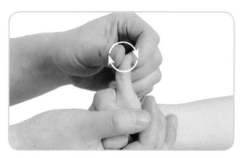

① 補脾經：用拇指螺紋面推脾經 200 次。

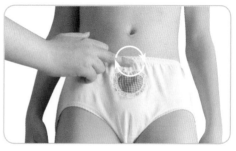

② 按揉關元：中指指端按揉關元 1 分鐘。

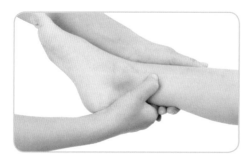

③ 按揉三陰交：用拇指指腹按揉三陰交 1 分鐘。

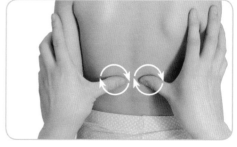

④ 揉脾俞：用雙手拇指指端揉脾俞 100 次。

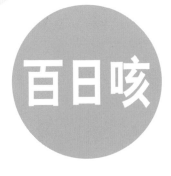

一般情況下，百日咳多見於5歲以下的孩子，也可見於新生兒。百日咳一般要持續4~6週，長的還可延續2個月以上。百日咳的特徵為咳嗽成串、緊接不斷，連續十幾聲或數十聲，最後吸一口長氣，伴發出一種"雞鳴樣"的聲音，並吐出大量黏液。年齡越小病情越嚴重，可拖延大概3個月，所以稱之為"百日咳"，但康復後一般就可以終身免疫。

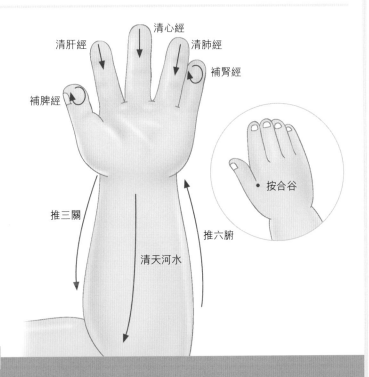

清心經
清肝經　清肺經
補腎經
補脾經
推三關
按合谷
推六腑
清天河水

專家點解

　　小兒臟腑嬌嫩，表現為"肝常有餘"、"心常有餘"，但"脾常不足"，所以容易上火、咳嗽，治療時肝經、心經宜清不宜補，但脾經相反，宜補不宜清，家長一定要注意。

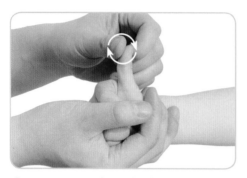

❶ 補脾經：用拇指螺紋面旋推脾經 300 次。

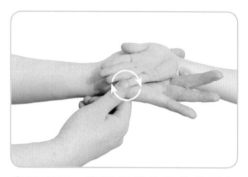

❷ 補腎經：用拇指螺紋面旋推腎經 300 次。

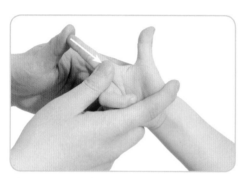

❸ 清肝經：用拇指螺紋面向指根方向直推肝經 200 次。

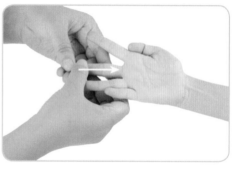

❹ 清心經：用拇指螺紋面向指根方向直推心經 200 次。

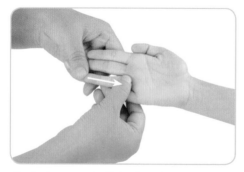

❺ 清肺經：用拇指螺紋面向指根方向直推肺經 300 次。

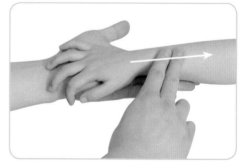

❻ 推三關：用食指、中指指面自腕向肘推三關 300 次。

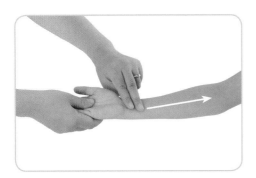

❼ 清天河水：用拇指或食指、中指指面
　自腕向肘直推天河水 100 次。

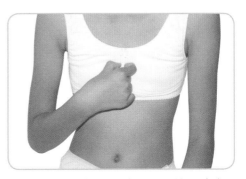

❽ 擠捏膻中：拇指和食指反覆擠捏膻中，
　以局部發紅為止。

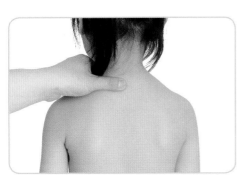

❾ 揉 大 椎 ： 用 拇 指 螺 紋 面 揉 大 椎
　20~30 次。

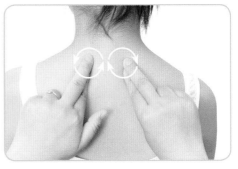

❿ 按揉定喘：用食指、中指按揉定喘
　1 分鐘。

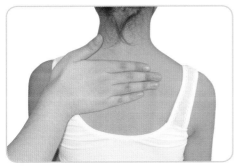

⓫ 橫擦肩胛骨：用全掌橫擦肩胛骨內側
　緣，以透熱為度。

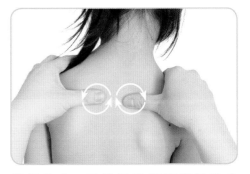

⓬ 揉肺俞：用雙手拇指指端揉肺俞
　100 次。

風熱型 咽喉發紅、高熱、面色發紅。

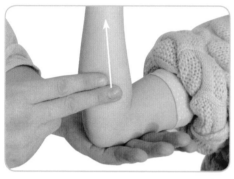

❶ 推六腑：用拇指或食指、中指指面自肘向腕推六腑 300 次。

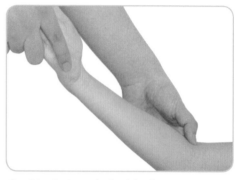

❷ 點揉曲池：用拇指點揉曲池 1~3 分鐘。

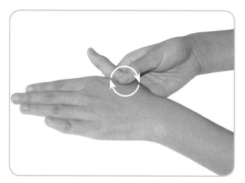

❸ 按揉合谷：用拇指按揉合谷 1~3 分鐘。

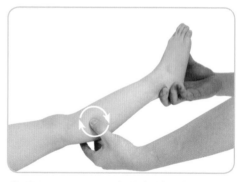

❹ 按揉足三里：用拇指螺紋面按揉足三里 1 分鐘。

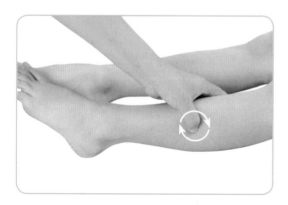

❺ 按揉豐隆：用拇指或中指指端按揉豐隆 1 分鐘。

風寒型 頭痛，怕冷發熱，無汗。

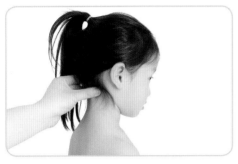 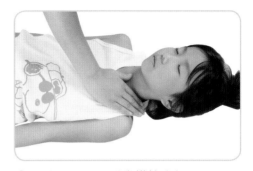

❶ 拿風池：用拇指、食指或拇指、中指 相對用力拿風池 100 次。

❷ 橫擦胸部：用手掌橫擦胸部 1 分鐘。

痰熱型 痰黏稠且色黃，口鼻氣熱。

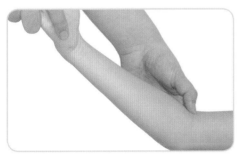 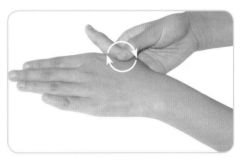

❶ 點揉曲池：用拇指點揉曲池 1~3 分鐘。

❷ 按揉合谷：用拇指按揉合谷 1~3 分鐘。

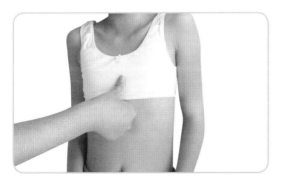

❸ 點按膻中：用中指螺紋面 點按膻中 1 分鐘。

脾肺氣虛型 疲倦乏力，食慾不振，咳嗽無力。

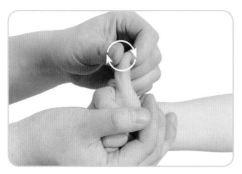

❶ 補脾經：用拇指螺紋面旋推脾經 300 次。

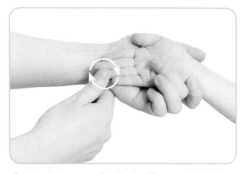

❷ 補肺經：用拇指螺紋面旋推肺經 300 次。

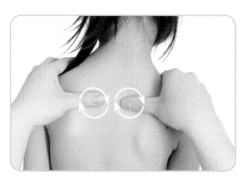

❸ 揉肺俞：用雙手拇指指端揉肺俞 100 次。

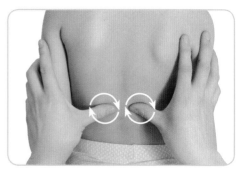

❹ 揉脾俞：用雙手拇指指端揉脾俞 100 次。

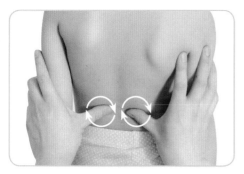

❺ 揉胃俞：用雙手拇指指端揉胃俞 100 次。

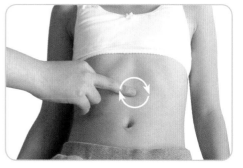

❻ 按揉中脘：用中指指端按揉中脘 100 次。

扁桃腺炎

由於孩子身體抵抗力較弱，所以一旦受涼感冒，細菌就會侵入扁桃腺從而發生炎症。很多人認為對於那些扁桃腺容易發炎的孩子，只要做扁桃腺切除手術就可以了；其實，扁桃腺是人體一道重要的"防護牆"，在正常情況下，它能夠抵抗侵入人體的細菌從而起到保護作用。父母應該經常給孩子按摩來防止或者治療扁桃腺發炎，不需要切除扁桃腺。

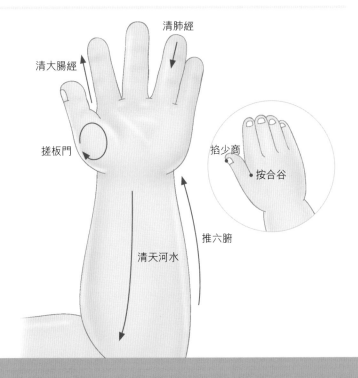

清肺經

清大腸經

搓板門

掐少商

按合谷

推六腑

清天河水

專 家 點 解

　　按摩治療扁桃腺炎，以清熱為主，清肺經、清天河水能夠迅速清除孩子體內熱毒；少商有開竅通鬱、散邪清熱的作用，合谷可鎮靜止痛、通經活絡。

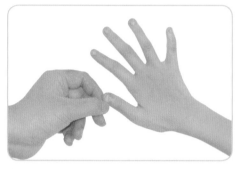

❶ 掐少商：用拇指指甲掐雙側少商 2 分鐘。

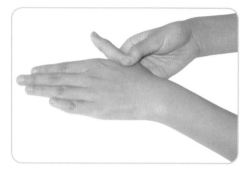

❷ 按揉合谷：用拇指按揉合谷1~3分鐘。

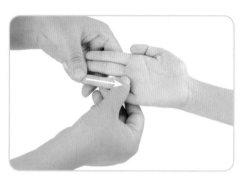

❸ 清肺經：用拇指螺紋面向指根方向直推肺經 300 次。

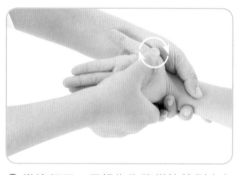

❹ 搓擦板門：用拇指指腹搓擦雙側大魚際處 5 分鐘。

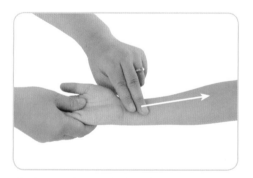

❺ 清天河水：用食指、中指指面自腕向肘直推天河水 200 次。

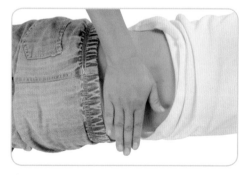

❻ 搓擦背部：沿脊柱兩側，用大魚際着力搓擦背部，以透熱為度。

肺胃熱盛型　口渴高熱，嗓子疼，咳痰黃稠，口臭便秘，舌紅苔黃。

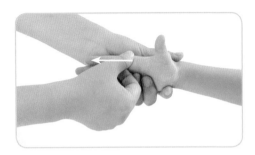

❶ 清大腸經：用拇指指腹自虎口向指尖直推大腸經 300 次。

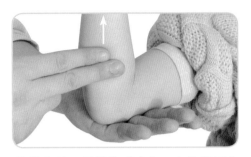

❷ 推六腑：用拇指或食指、中指指面自肘向腕推六腑 300 次。

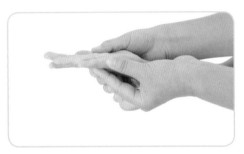

❸ 清小腸經：用拇指螺紋面向指尖方向直推小腸經 200 次。

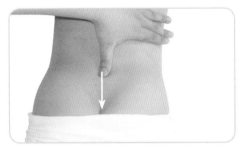

❹ 推下七節骨：用拇指指腹自上而下推七節骨 300 次。

風熱侵犯型　咽痛難嚥食，發熱怕冷，鼻塞，頭身疼痛，咳嗽有痰。

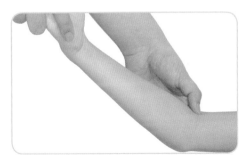

❶ 點揉曲池：用拇指點揉曲池 1~3 分鐘。

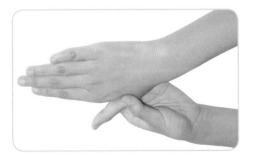

❷ 按揉合谷：用拇指按揉合谷 1~3 分鐘。

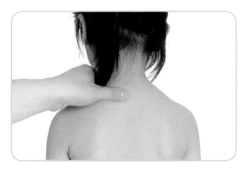 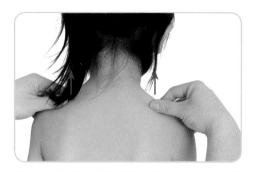

❸ 揉大椎：用拇指螺紋面揉大椎 20~30 次。

❹ 提拿肩井：雙手拇指與食指、中指對稱用力提拿肩井部位肌肉 10 次。

陰虛火旺型 經常低熱，輕微咽痛，乾咳無痰，舌紅苔少。

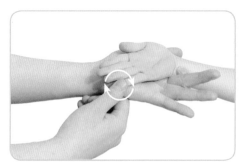 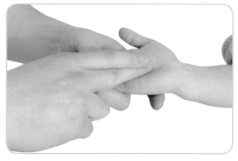

❶ 補腎經：用拇指螺紋面旋推腎經 300 次。

❷ 運內勞宮：用拇指或中指指端運內勞宮 100 次。

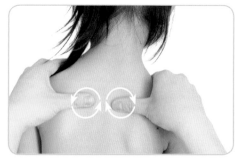 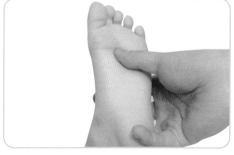

❸ 揉肺俞：用雙手拇指指端揉肺俞 100 次。

❹ 推湧泉：用拇指指腹用力向足趾方向推湧泉 300 次。

腮腺炎

流行性腮腺炎,俗稱"痄腮"。一年四季均可能發病,但以春季多見,4~15歲的兒童發病率較高。本病的潛伏期為7天,傳染性較強,常在幼稚園和學校中流行。按摩治療以疏風清熱、散結消腫為主。

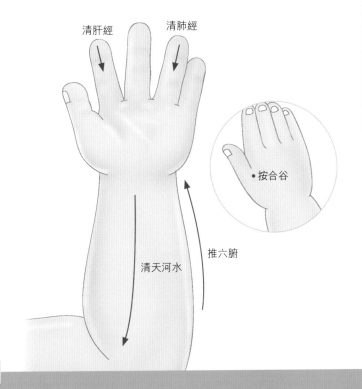

清肝經　　清肺經

按合谷

推六腑

清天河水

專家點解

按摩治療腮腺炎的經絡和穴位都是以清熱為主,清肺經、清天河水,按揉合谷能夠鎮靜止痛、通經活絡,推擦外關能清熱解表。

基本按摩手法

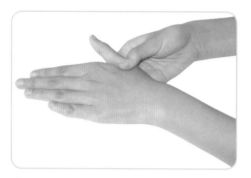

❶ 按揉合谷：用拇指按揉合谷1~3分鐘。

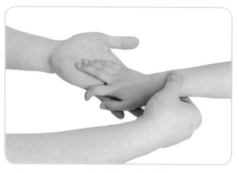

❷ 推擦外關：用拇指推擦雙側外關1分鐘。

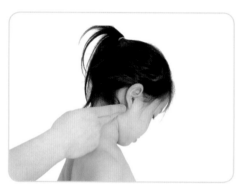

❸ 按揉翳風：用食指指端按揉翳風2分鐘。

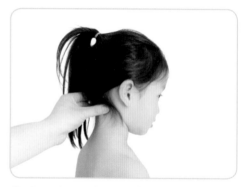

❹ 拿風池：用拇指、食指或拇指、中指
相對用力拿風池100次。

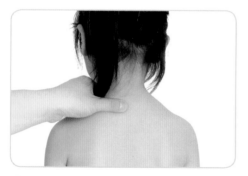

❺ 按揉大椎：用拇指指端按揉大椎20次。

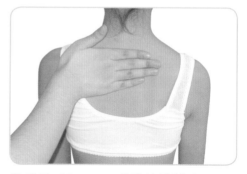

❻ 橫擦肩胛骨：全掌橫擦雙側肩胛骨內
側緣的部位，以局部透熱為度。

食慾不振型　高熱頭痛，食慾不振，煩躁口渴，精神萎靡。

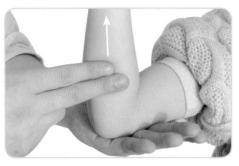

❶ 推六腑：用拇指或食指、中指指面自肘向腕推六腑 500 次。

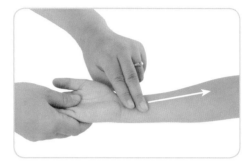

❷ 清天河水：用食指、中指指面自腕向肘直推天河水 300 次。

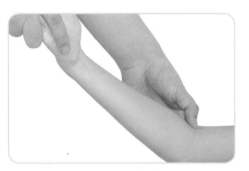

❸ 點揉曲池：用拇指點揉曲池 1~3 分鐘。

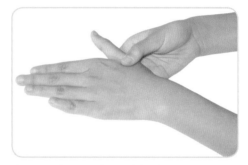

❹ 按揉合谷：用拇指按揉合谷 1~3 分鐘。

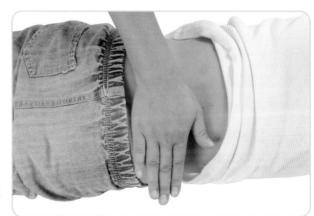

❺ 搓擦腰背部：沿脊柱兩側，用大魚際着力搓擦背部至骶部，以局部透熱為度。

感冒型 發熱頭痛,輕微咳嗽。

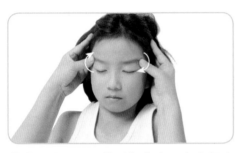

❶ 按揉太陽:用雙手拇指向耳方向揉太陽 1 分鐘。

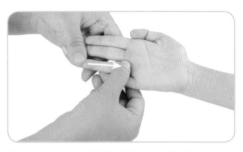

❷ 清肺經:用拇指螺紋面向指根方向直推肺經 300 次。

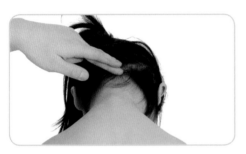

❸ 按揉風府:用中指指端按揉風府1分鐘。

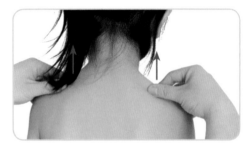

❹ 提拿肩井:用雙手拇指與食指、中指對稱用力提拿肩井部位肌肉 10 次。

調養 Tips

① **慈菇粥**

　　山慈菇 10 克,粳米 50 克。山慈菇洗淨去皮,冷水浸泡 10 分鐘後加熱,水沸後改用文火煮 10 分鐘,再與粳米同煮成粥。每日 1 次。

② **綠豆白菜湯**

　　綠豆 100 克,白菜心 2~3 棵。先把綠豆淘洗乾淨,放入小鍋內,加水適量,浸泡 1 小時後置火上,待煮至將熟時,加入白菜心,再煮 20 分鐘即可。

睾丸腫脹型　一側或雙側睾丸腫脹疼痛。

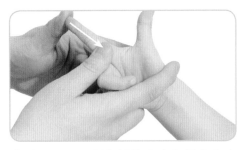

❶ 清肝經：用拇指螺紋面向指根方向直推肝經 400 次。

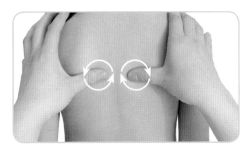

❷ 揉心俞：用雙手拇指螺紋面揉心俞 100 次。

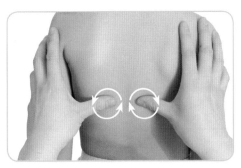

❸ 揉肝俞：用雙手拇指螺紋面揉肝俞 100 次。

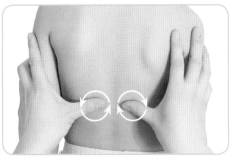

❹ 揉膽俞：用雙手拇指螺紋面揉膽俞 100 次。

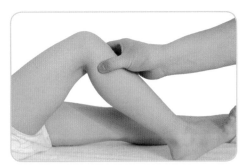

❺ 按揉陽陵泉：用拇指指腹按揉陽陵泉穴 2 分鐘。

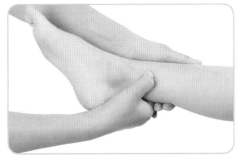

❻ 按揉三陰交：用拇指指腹按揉三陰交 1 分鐘。

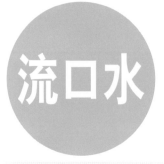

流口水

滯頤，俗稱"流口水"，多見於3歲以下嬰幼兒。中醫學認為主要是由於脾胃虛寒、脾胃積熱、心脾鬱熱及脾胃氣虛等使涎液不能正常制約而流出口外所致。常見症狀為小兒涎液增多、自動流出口外，由於長期流出口水，致使口腔周圍潮紅，甚至發生糜爛，尤其以兩側的口角最為明顯。

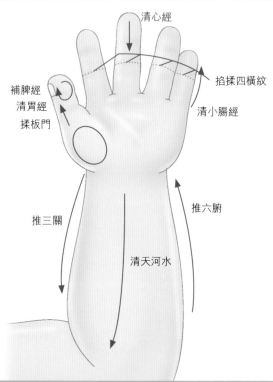

清心經

補脾經
清胃經
揉板門

掐揉四橫紋

清小腸經

推三關

推六腑

清天河水

專 家 點 解

中醫認為"唾為心之液"，孩子經常流口水，就會損耗心的津液，導致心陰虛，引發其他更嚴重的疾病。

孩子脾常不足，所以針對流口水，除了清熱解毒之外，補脾也是非常重要的。對於脾胃積熱而流口水的孩子，需要推六腑、清胃經、清天河水；心脾鬱熱的孩子，清心經可以消除心煩不安的症狀。

基本按摩手法

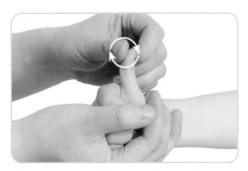

❶補脾經：用拇指螺紋面旋推脾經
100 次。

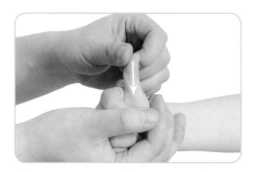

❷清脾經：由指端向指根方向直推脾經
100 次。

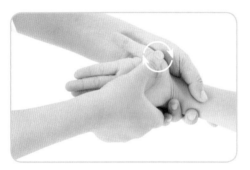

❸揉板門：用拇指指端揉大魚際300次。

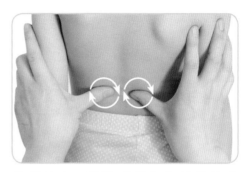

❹揉脾俞：用雙手拇指指端揉脾俞
100 次。

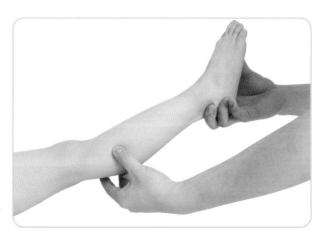

❺按揉足三里：拇指按揉足
三里 1 分鐘。

脾胃氣虛型 面色發黃，身體乏力，食慾不振。

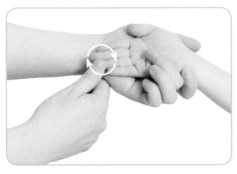

❶ 補肺經：用拇指螺紋面旋推肺經 300 次。

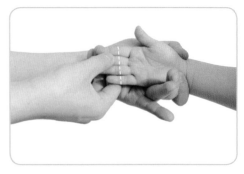

❷ 掐揉四橫紋：用拇指指甲自食指依次掐揉至小指橫紋 300 次。

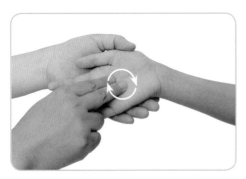

❸ 運內八卦：用食指和中指順時針運內八卦 100 次。

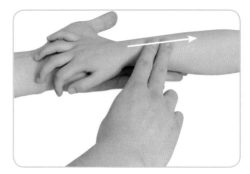

❹ 推三關：用食指、中指指面自腕向肘推三關 300 次。

調養 Tips

鯉魚紅豆湯

紅豆 100 克，鮮鯉魚一條（500 克），黃酒少許。將紅豆煮爛取湯汁，鯉魚洗淨去內臟，與紅豆湯汁同煮，放黃酒，用文火煮 1 小時。取湯汁分 3 次餵服，空腹服，連服 7 日。

脾胃虛寒型　口水清稀，臉色蒼白，大便稀薄，小便清長，手腳冰涼。

心脾鬱熱型　口水熱且黏稠，口臭，大便乾結，小便短黃，心煩不安，舌紅苔黃。

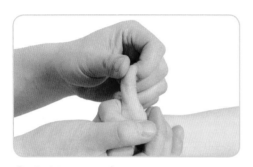

❶ 清脾經：100 次。
　補脾經：300 次。

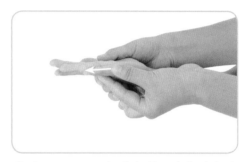

❶ 清小腸經：用拇指螺紋面向指尖方向直推小腸經 300 次。

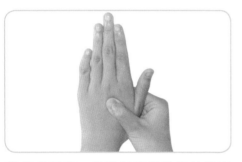

❷ 揉外勞宮：用拇指指端按揉外勞宮 100 次。

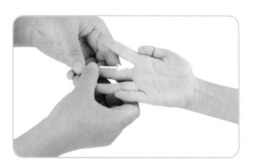

❷ 清心經：用拇指螺紋面向指根方向直推心經 200 次。

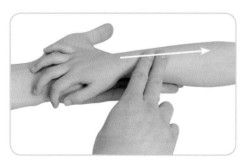

❸ 推三關：用食指、中指指面自腕向肘推三關 100 次。

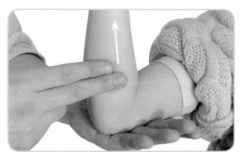

❸ 推六腑：用拇指或食指、中指指面自肘向腕推六腑 300 次。

脾胃積熱型 口水熱且黏稠，口角糜爛，口臭易渴。

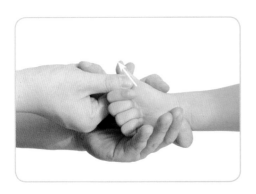

❶ 清胃經：用拇指螺紋面向指尖方向直推胃經 200 次。

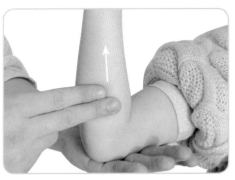

❷ 推六腑：用拇指或食指、中指指面自肘向腕推六腑 300 次。

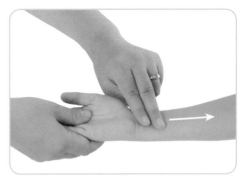

❸ 清天河水：用食指、中指指面自腕向肘直推天河水 100 次。

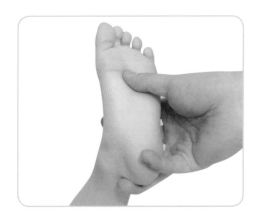

❹ 按揉湧泉：用拇指螺紋面按揉湧泉 100 次。

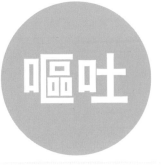

嘔吐在嬰幼兒時期較為常見，可見於多種病症。如急性胃炎、賁門痙攣、幽門痙攣、梗阻等。中醫學認為凡外感邪氣（如受涼）、內傷乳食、突然受到驚嚇及其他臟腑疾病影響到胃的正常功能，導致胃失和降、胃氣上逆，都會引起嘔吐。

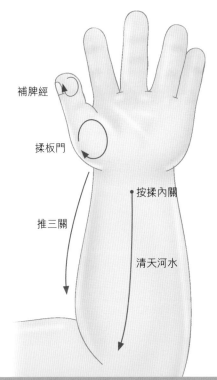

補脾經

揉板門

按揉內關

推三關

清天河水

專　家　點　解

　　內關有寬胸理氣的作用，嘔吐時按揉內關收效非常明顯。

　　針對氣熱型嘔吐可以加清脾經，目的是清熱利濕；補脾經可健脾胃、補氣血，提供脾胃的免疫力；揉板門有健脾和胃的作用。

基本按摩手法

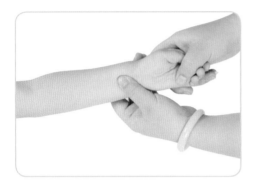

❶ 按揉內關：用拇指指腹按揉內關 1 分鐘。內關在手臂的內側中間，腕關節橫紋上約 3 橫指處。

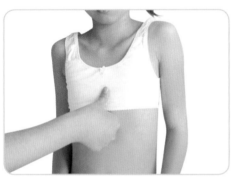

❷ 點按膻中：用中指螺紋面點按膻中 1 分鐘。

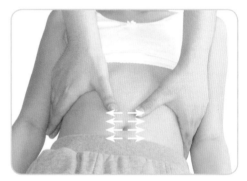

❸ 分推腹陰陽：用拇指自中脘至肚臍向兩旁分推 30~50 次。

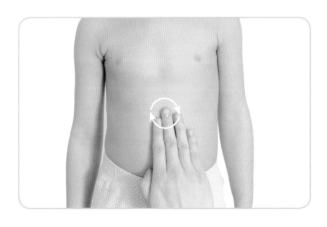

❹ 摩腹：用食指、中指、無名指三指指腹摩腹，順時針、逆時針各 50 次。

氣寒型　嘔吐物為清稀的黏液、無臭味，面色蒼白，精神不振，手腳冰涼，小便色清。

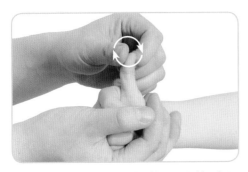

❶ 補脾經：用拇指螺紋面旋推脾經300次。

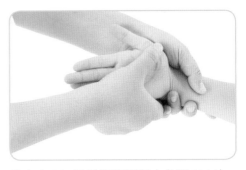

❷ 揉板門：用拇指指端揉大魚際200次。

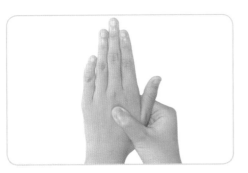

❸ 揉外勞宮：用拇指指端按揉外勞宮100次。

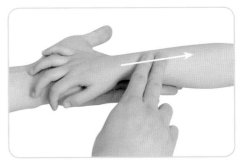

❹ 推三關：用食指、中指指面自腕向肘推三關300次。

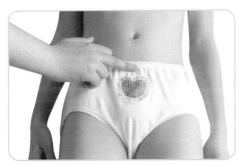

❺ 按揉關元：用中指指腹按揉關元1分鐘，關元位於下腹部，當臍中下3寸。

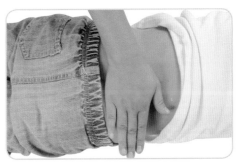

❻ 橫擦背部：用掌橫擦孩子肩背及腰部，以透熱為度。

氣熱型 嘔吐物為黃水、氣味酸臭，煩躁不安，身熱口渴，便秘或大便稀薄，小便色黃量少。

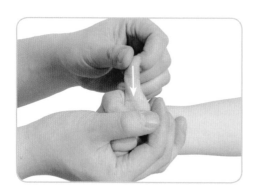

❶ 清脾經：由指端向指根方向直推脾經 300 次。

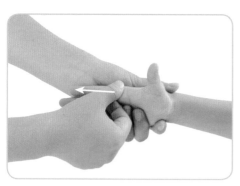

❷ 清大腸經：用拇指指腹自虎口向指尖直推大腸經 200 次。

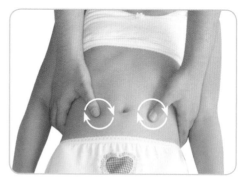

❸ 按揉天樞：用雙手拇指螺紋面按揉天樞 2 分鐘。

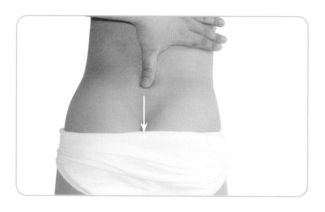

❹ 推下七節骨：用拇指或食指、中指指腹自上而下推七節骨 100 次。

食滯型 口臭，嘔吐物為未消化的食物殘渣，大便量多，腹部脹滿，舌苔厚膩。

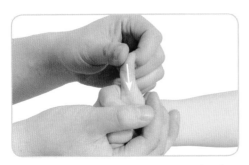

❶ 清脾經：由指端向指根方向直推脾經 100 次。

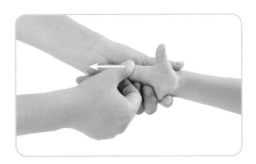

❷ 清大腸經：用拇指指腹自虎口向指尖直推大腸經 200 次。

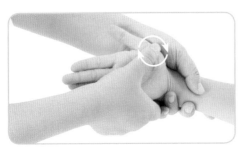

❸ 揉板門：用拇指指端揉大魚際 300 次。

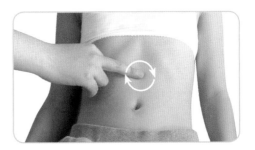

❹ 按揉中脘：用中指指端按揉中脘 300 次。

感冒型 會伴有感冒的一些症狀，如咳嗽流涕、發熱等。

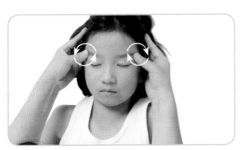

❶ 揉太陽：用中指或拇指指端向耳方向揉太陽 1 分鐘。

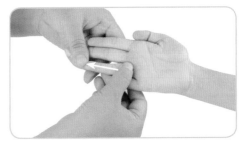

❷ 清肺經：用拇指螺紋面向指根方向直推肺經 200 次。

虛火型 手足心熱，大便乾，小便黃，兩顴發紅，舌苔發乾。

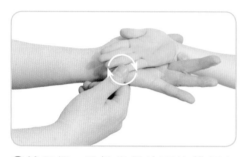

❶ 補腎經：用拇指螺紋面旋推腎經 200 次。

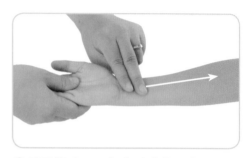

❷ 清天河水：用拇指或食指、中指面自腕向肘直推天河水 200 次。

飲食不當型 由於吃了不乾淨的食物或吃得太多引起的嘔吐。

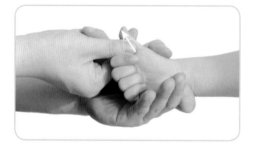

❶ 清胃經：用拇指螺紋面向指尖方向直推胃經 300 次。

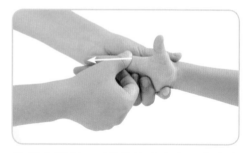

❷ 清大腸經：用拇指指腹自虎口向指尖直推大腸經 300 次。

調養 Tips

① 薑糖蘇葉飲

　　紫蘇葉 3 克，生薑 3 克，紅糖 15 克。將生薑洗淨切絲，紫蘇葉洗去塵垢，同入茶杯內，加沸水 200~300 毫升，加蓋浸泡 5~10 分鐘，再加入紅糖攪勻，趁熱飲用。

② 紫蘇粥

　　鮮紫蘇葉 5 克，粳米 30 克。先以粳米煮粥，將熟時加入鮮紫蘇葉，稍煮即可。

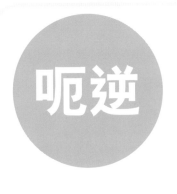

呃逆，俗稱打嗝，嬰幼兒食用過冷或過熱的食物，或在進食過程中過度緊張興奮、突然受涼、吸入冷空氣都會發生呃逆現象，這種呃逆無遷延性，可自癒，不用特殊治療。如果孩子平時只是偶爾打嗝，而且大多比較輕微的話，父母們則無需過於在意，如果孩子持續不斷打嗝或者反覆發作，則需要多加注意，這很可能是孩子患有其他病症的徵兆。

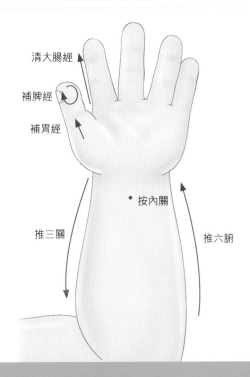

清大腸經

補脾經

補胃經

按內關

推三關

推六腑

專 家 點 解

　　內關有理氣和胃、降逆止嘔的功用，清胃經具有清中焦濕熱、和胃降逆、瀉胃火的作用，適用於孩子受涼引起的呃逆；清大腸經可以緩解因食滯引起的呃逆；推三關溫陽散寒，適用於胃寒引起的呃逆。

基本按摩手法

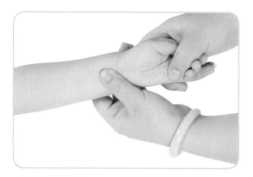

❶ 按揉內關：用拇指按揉雙側內關
1 分鐘。

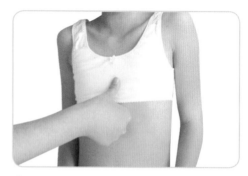

❷ 點按膻中：用拇指螺紋面點按膻中
1 分鐘。

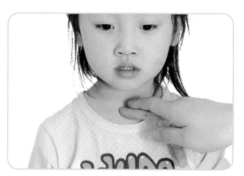

❸ 點揉天突：用食指指端點揉天突1分鐘。

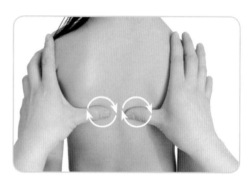

❹ 揉膈俞：用雙手拇指指端揉膈俞
100 次。

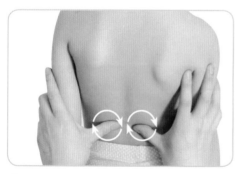

❺ 揉胃俞：用雙手拇指指端揉胃俞
100 次。

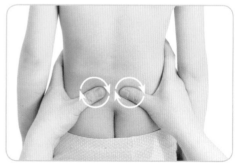

❻ 揉大腸俞：用雙手拇指指端揉大腸俞
100 次。

胃熱型 口臭煩渴，大便秘結，小便短赤，舌紅苔黃，打嗝聲洪亮。

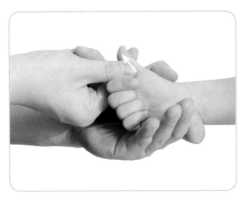

❶ 清胃經：用拇指螺紋面向指尖方向直推胃經 300 次。

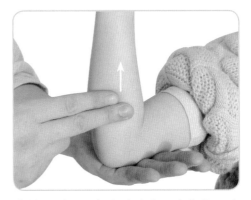

❷ 推六腑：用拇指或食指、中指指面自肘向腕推六腑 300 次。

胃寒型 喝冷飲則加重打嗝，喝熱飲減輕打嗝。

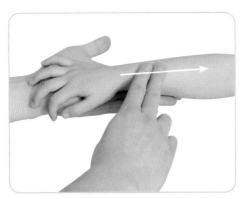

❶ 推三關：用食指、中指指面自腕向肘推三關 300 次。

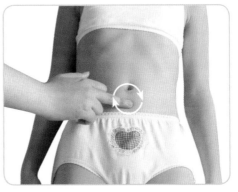

❷ 按揉氣海：用中指螺紋面按揉氣海 1 分鐘。氣海在下腹部，前正中線上，當臍中下 1.5 寸。

食滯型 厭食,腹部脹滿,舌苔厚膩。

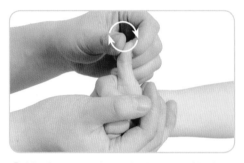

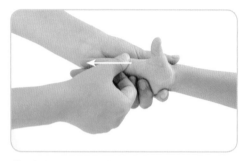

❶ 補脾經:用拇指螺紋面旋推脾經 200 次。

❷ 清大腸經:用拇指指腹自虎口向指尖直推大腸經 200 次。

氣鬱型 心情不愉快就容易打嗝,心情好就有所緩解。

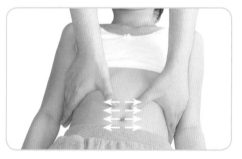

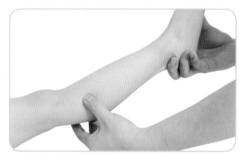

❶ 分推腹陰陽:用雙手拇指自中脘至臍,向兩旁分推 200 次。

❷ 按揉足三里:用拇指螺紋面按揉足三里 1 分鐘。

調養 Tips

白果肉粥

　　白果 5 粒,大米 15 克,瘦肉 15 克,鹽、油各少許。白果去殼及芯,切碎,瘦肉切末。用油、鹽將大米、剁碎的瘦肉末醃 15 分鐘。將適量水煮開後,加入所有材料煮成粥。

腹脹

腹脹是由於胃腸道內存在過量的氣體，以腹部脹大、皮色蒼黃，甚至脈絡暴露、腹皮繃急如鼓為特徵，其主要病因是脾胃損傷，氣滯而致脘腹脹滿；情志不舒暢，肝氣鬱結，氣機失調；濕熱蘊結，使脾胃升降功能失調。此外，由於孩子多食冷飲或衣被少薄，感受風寒也易引起腹脹。

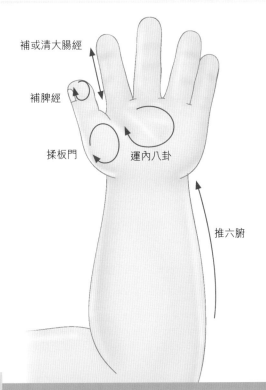

補或清大腸經

補脾經

揉板門　　　運內八卦

推六腑

專 家 點 解

　　補脾經健脾胃，補氣血；補大腸經具有澀腸固脫、溫中止瀉的作用；運內八卦寬胸利膈，理氣化痰，行滯消食；揉板門健脾和胃，消食化滯；推六腑清熱解毒，適用於實證引起的腹脹。

基本按摩手法

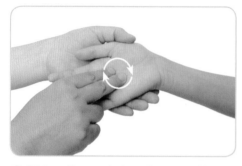

❶ 運內八卦：用食指和中指順時針運內
八卦 100 次。

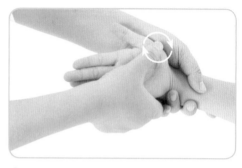

❷ 揉板門：用拇指指端揉大魚際 200 次。

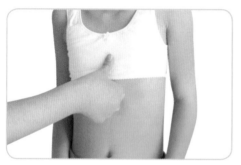

❸ 點按膻中：用中指螺紋面點按膻中
1 分鐘。

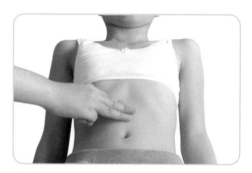

❹ 摩中脘：用食指、中指、無名指三指
摩中脘 3~5 分鐘。

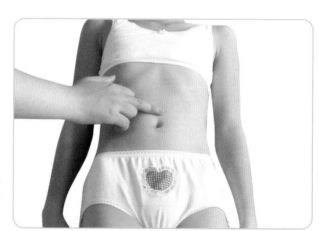

❺ 點揉水分：用中指點揉水分
1 分鐘。水分在上腹部，前
正中線上，當臍中上 1 寸。

痰阻型　咳嗽吐痰，身體乏力，痰黏。

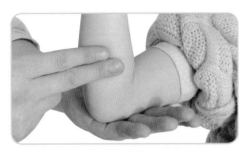

❶ 推六腑：用拇指或食指、中指指面自肘向腕推六腑 300 次。

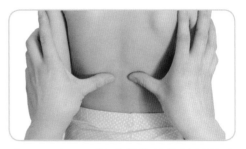

❷ 揉脾俞：用雙手拇指的指端揉脾俞 100 次。

食積型　嘔吐，大便不通，腹痛，舌苔厚膩。

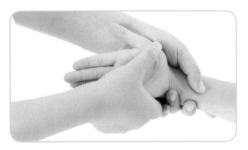

❶ 揉板門：用拇指指端揉大魚際 100 次。

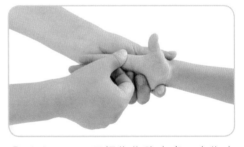

❷ 清大腸經：用拇指指腹自虎口向指尖直推大腸經 200 次。

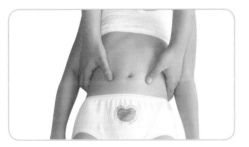

❸ 按揉天樞：用雙手拇指螺紋面按揉天樞 2 分鐘。

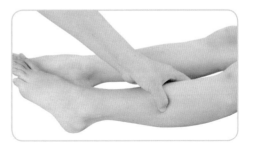

❹ 按揉豐隆：用拇指或中指指端按揉豐隆 1 分鐘。

脾虛型 手腳冰涼，怕冷喜暖，食慾不振。

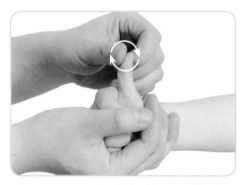

❶ 補脾經：用拇指螺紋面旋推脾經 300 次。

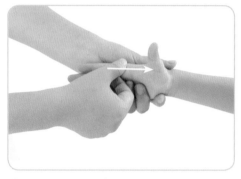

❷ 補大腸經：用拇指螺紋面從指尖向虎口直推大腸經 100 次。

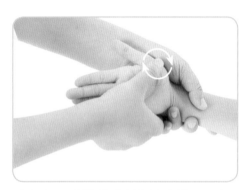

❸ 揉板門：用拇指指端揉大魚際 100 次。

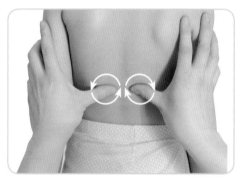

❹ 揉脾俞：用雙手拇指的指端揉脾俞 100 次。

調養 Tips

　　孩子腹脹需不需要治療，原則上要以臨床症狀為判斷標準。如果孩子能吃、能拉，沒有嘔吐的現象，肚子摸起來軟軟的，活動力良好，排氣正常，體重正常增加，那麼這類的腹脹大多屬於功能性腹脹，無需特別治療。

腹痛

孩子腹痛是比較常見的病症之一，但引起腹痛的原因卻比較複雜。飲食不規律、不衛生，着涼，蟲積，甚至心情不佳都會引起孩子腹痛。另外，如果孩子天生屬於陽虛體質，也會經常感到腹痛。所以父母們一定要辨別清楚孩子腹痛的原因再進行適當的治療。

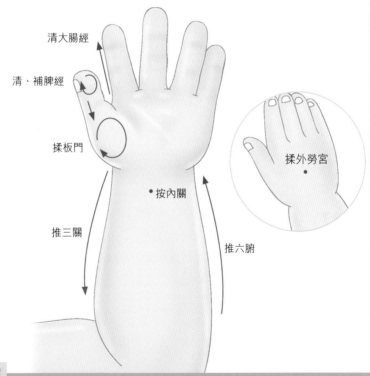

清大腸經

清、補脾經

揉板門

按內關

推三關

推六腑

揉外勞宮

專 家 點 解

內關有疏導水濕、理氣鎮痛的作用；體質不好的孩子可以通過補脾經健脾胃、補氣血，改善腹痛症狀，加上揉板門能健脾和胃，消食化滯；實寒體質的孩子通過推三關能補充氣血，溫陽散寒。

基本按摩手法

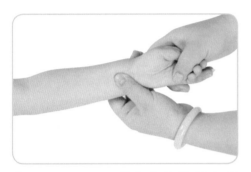

❶ 按揉內關：用拇指指腹按揉內關 1 分鐘。

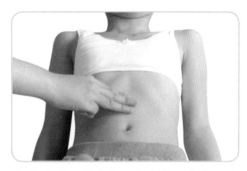

❷ 摩中脘：用食指、無名指、中指三指 摩中脘 3~5 分鐘。

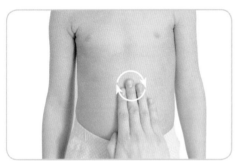

❸ 摩腹：用食指、中指、無名指三指指 腹摩腹 100 次。

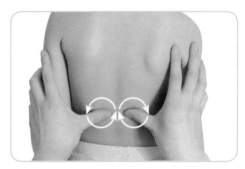

❹ 揉脾俞：用雙手拇指指端揉脾俞 100 次。

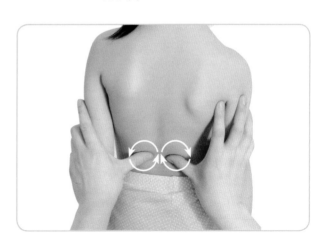

❺ 揉胃俞：用雙手拇指指端 揉胃俞 100 次。

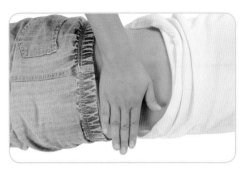

⑥ 橫擦背部：全掌橫擦背部，以透熱為度。

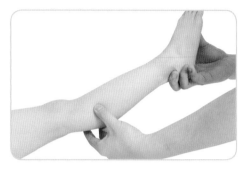

⑦ 按揉足三里：用拇指螺紋面按揉足三里 1 分鐘。

虛寒型　腹痛隱隱不止，腹部怕冷喜暖，手腳冰涼，形體消瘦。

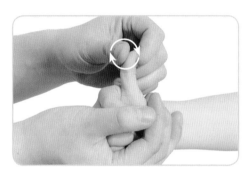

❶ 補脾經：用拇指螺紋面旋推脾經 300 次。

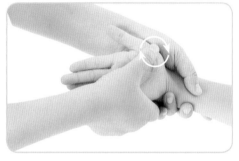

❷ 揉板門：用拇指指端揉大魚際 100 次。

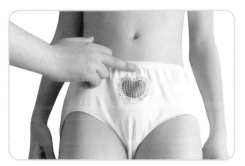

❸ 按揉關元：用中指指腹按揉關元 1 分鐘。關元位於下腹部，當臍中下 3 寸。

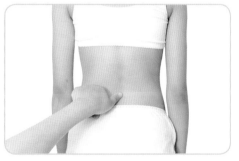

❹ 按揉命門：用拇指指端按揉命門 1 分鐘。

實寒型 腹痛劇烈，面色蒼白，手腳冰涼，大便稀薄，小便清澈。

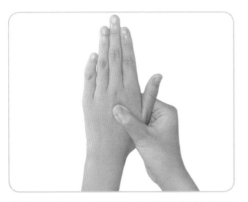

❶ 揉外勞宮：用拇指指端按揉外勞宮
100 次。

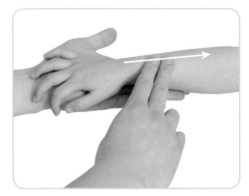

❷ 推三關：用食指、中指指面自腕向肘
推三關 200 次。

蟲積型 肚臍周圍疼痛，食慾不差但身體消瘦，睡覺時咬牙，去醫院做化
驗可以看見蛔蟲卵。

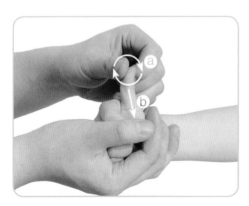

❶ 清、補脾經：用拇指旋推脾經 100 次、
從指端向指根直線推 100 次。

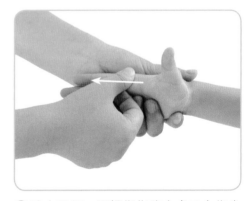

❷ 清大腸經：用拇指指腹自虎口向指尖
直推大腸經 200 次。

飲食不節型　不想吃東西，反酸，大便後肚子疼痛感會減輕。

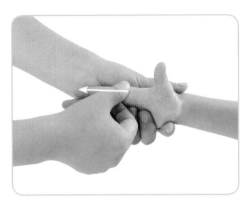

❶ 清大腸經：用拇指指腹自虎口向指尖直推大腸經 100 次。

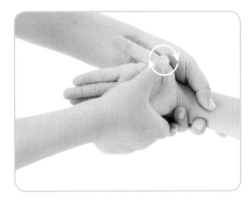

❷ 揉板門：用拇指指端揉大魚際 100 次。

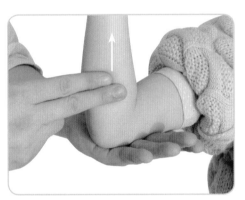

❸ 推六腑：用拇指或食指、中指指面自肘向腕推六腑 100 次。

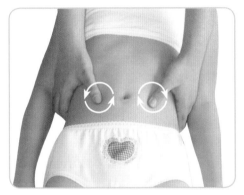

❹ 按揉天樞：雙手拇指螺紋面按揉天樞 2 分鐘。

調養 Tips

牛奶鵪鶉蛋

　　牛奶 220 毫升，蜂蜜 30 克，鵪鶉蛋 1 隻。將牛奶煮沸，打入鵪鶉蛋，再煮數分鐘加入蜂蜜即成。每早服用。適合胃痛、口渴、納呆、便秘的患兒。

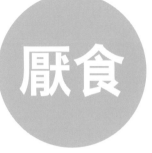

厭食

厭食是指小兒較長時間食慾缺乏，甚則拒食，經久如此，而無外感、內傷疾病的一種常見病症。本病以女孩為多見。常見症狀為不思飲食，或食物索然無味，拒進飲食，可見面色少光澤，形體消瘦或略瘦，一般精神狀態正常，大便、小便也基本正常。

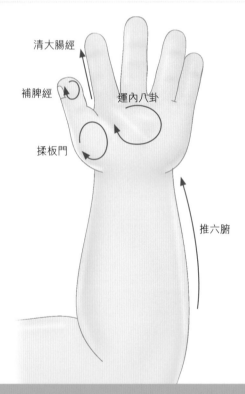

清大腸經

補脾經

運內八卦

揉板門

推六腑

專 家 點 解

　　孩子厭食多是由於脾胃薄弱，補脾經能夠強健脾胃，補充氣血；對於飲食沒有規律，導致腸胃積滯的需清大腸經以除濕熱，導積滯；運內八卦具有行滯消食的作用。

基本按摩手法

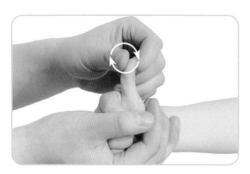

❶ 補脾經：用拇指螺紋面旋推脾經200次。

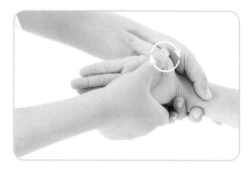

❷ 揉板門：用拇指指端揉大魚際100次。

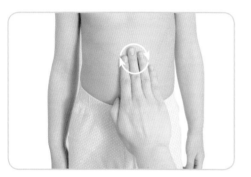

❸ 摩腹：用食指、中指、無名指三指指腹摩腹100次。

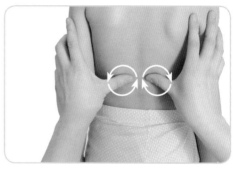

❹ 揉脾俞：用雙手拇指指端揉脾俞100次。

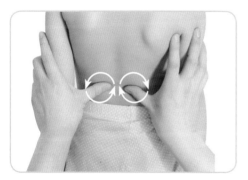

❺ 揉胃俞：用雙手拇指指端揉胃俞100次。

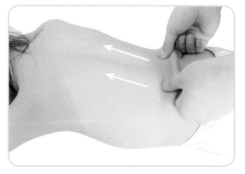

❻ 捏脊：兩手交替，沿脊柱兩側自長強向上邊推邊捏邊放，一直推到大椎。每捏3次，向上提1次。共5遍。

飲食不節型 愛吃油膩食物，導致腸胃積滯、便秘。

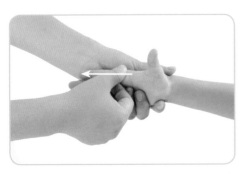

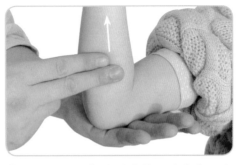

❶ 清大腸經：用拇指指腹自虎口向指尖直推大腸經 200 次。

❷ 推六腑：用拇指或食指、中指指面自肘向腕推六腑 200 次。

脾虛型 脾胃虛弱，貪吃寒涼食物，影響消化，嚴重的會發熱和嘔吐。

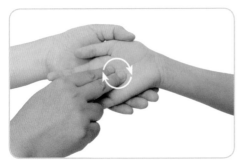

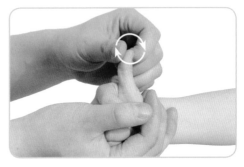

❶ 運內八卦：用食指和中指順時針運內八卦 200 次。

❷ 補脾經：用拇指螺紋面旋推脾經 100 次。

調養 Tips

　　雞內金 3~5 克，粳米 100 克，白糖適量。將雞內金用文火炒至黃褐色，研為細末。用粳米加水 500~800 毫升，煮至稀稠適當時加入雞內金粉，加白糖，分次溫服，連服 5 日。

積滯

積滯是指小兒傷於乳食，積滯停留體內不消化形成的一種脾胃病症，也是消化不良的一種表現。一年四季均可發病，夏秋季節發病率略高，任何年齡段兒童都可患此病，但以嬰幼兒為多見。積滯在臨床上主要表現為不思乳食，食而不化，嘔吐，大便不調，腹部脹滿，形體瘦弱等。

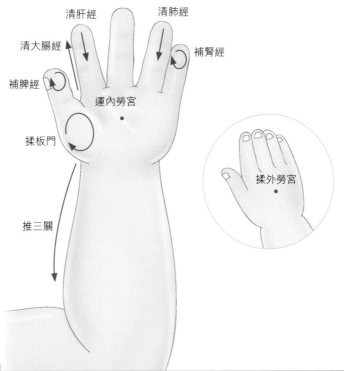

清肝經　清肺經
清大腸經　補腎經
補脾經　運內勞宮
揉板門
推三關
揉外勞宮

專家點解

　　按摩治療積滯，以調節脾胃、補充氣血為主，兼顧清熱除煩，多給孩子按摩肝經、腎經、內勞宮，其作用勝似喝降熱的玉竹湯。清肺經可治療伴有咳喘的孩子；對於伴有便秘的孩子，加推大腸經效果更好。

基本按摩手法

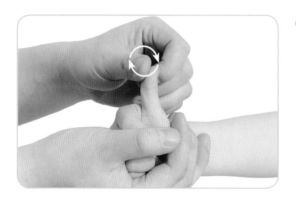

❶ 補脾經：用拇指螺紋面旋推脾經 100 次。

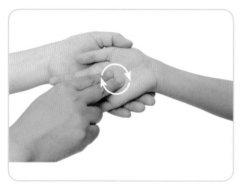

❷ 運內八卦：用食指和中指順時針運內八卦 100 次。

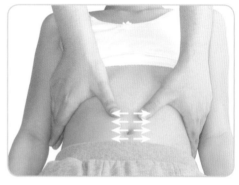

❸ 分推腹陰陽：用兩手拇指自中脘至臍，向兩旁分推 150 次。

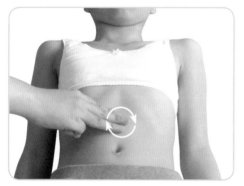

❹ 摩中脘：用食指、中指、無名指三指摩中脘 3~5 分鐘。

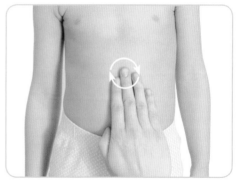

❺ 摩腹：用食指、中指、無名指三指指腹摩腹，順時針、逆時針各 50 次。

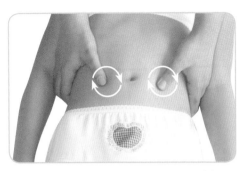

❻ 按揉天樞：用雙手拇指螺紋面按揉天樞 2 分鐘。

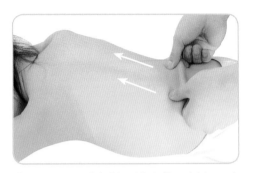

❼ 捏脊：兩手交替，沿脊柱兩側自長強穴向上邊推邊捏邊放，一直推到大椎。每捏 3 次，向上提 1 次。共 5 遍。

五心煩熱型　煩躁不安，眼睛發紅，愛流眼淚，手腳潮熱，睡着後出汗。

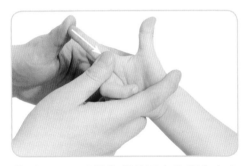

❶ 清肝經：用拇指螺紋面向指根方向直推肝經 500 次。

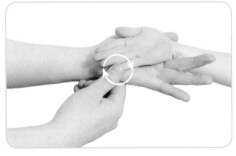

❷ 補腎經：用拇指螺紋面旋推腎經 300 次。

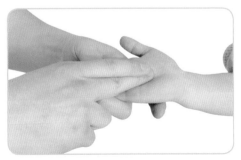

❸ 運內勞宮：用拇指或中指指端運內勞宮 100 次。

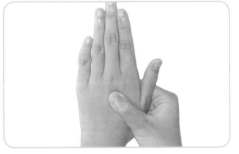

❹ 揉外勞宮：用拇指指端按揉外勞宮 100 次。

咳嗽痰喘型 不思乳食，食而不化，咳嗽痰喘。

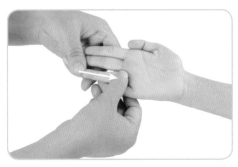

❶ 清肺經：用拇指螺紋面向指根方向直推肺經 400 次。

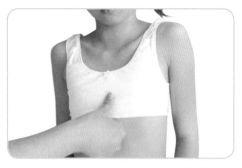

❷ 點按膻中：用中指螺紋面點按膻中 1 分鐘。

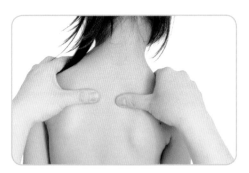

❸ 揉肺俞：用雙手拇指指端揉肺俞 100 次。

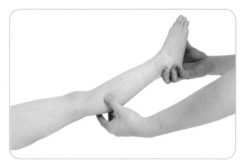

❹ 按揉足三里：拇指螺紋面按揉足三里 1 分鐘。

調養 Tips

① 白蘿蔔粥

白蘿蔔 1 個，大米 50 克，紅糖適量。白蘿蔔洗淨去皮切片，先煮 30 分鐘，再加大米同煮，至米爛湯稠，加紅糖適量，煮沸即可。

② 山藥粥

山藥片 100 克，大米 100 克，白糖適量。大米淘洗乾淨後與山藥片一起入鍋煮，至米爛，食用時加白糖。有調補脾胃、滋陰養液的功效。

便秘型　脘腹脹滿，煩鬧啼哭，小便黃或如米泔，大便氣味臭穢。

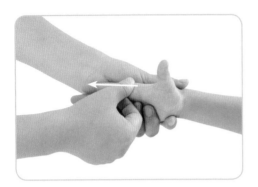

❶ 清大腸經：用拇指指腹自虎口向指尖
直推大腸經 200 次。

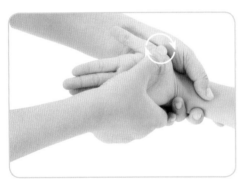

❷ 揉板門：用拇指指端揉大魚際 100 次。

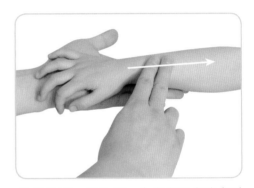

❸ 推三關：用食指、中指指面自腕向肘
推三關 100 次。

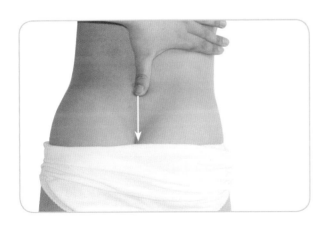

❹ 推下七節骨：用拇指指腹
自上而下推七節骨 200 次。

腹瀉

由於孩子的脾胃要比成年人脆弱很多，一旦吃了太多油膩或者生冷的東西，就會傷到脾胃，導致腹瀉。一般情況下，孩子在脾胃不適的時候表現為腹部脹痛、噁心嘔吐、發熱、食慾不振、消瘦等。但孩子腹瀉也有很多類型，父母可以仔細觀察孩子的具體情況來分辨其究竟屬於哪一種腹瀉，然後採用不同的按摩手法，進行有針對性的治療。

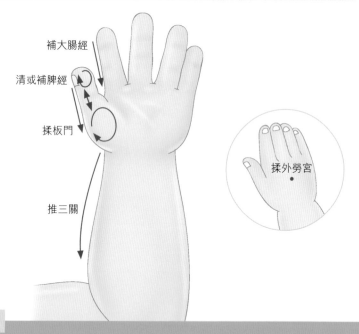

補大腸經

清或補脾經

揉板門

推三關

揉外勞宮

孩子脾胃薄弱，經常會因各種各樣的原因導致脾胃運化失調，引起腹瀉。按摩治療首選手部穴位，補脾經能健脾胃、補氣血，補大腸經具有澀腸固脫、溫中止瀉的作用，外勞宮有溫陽散寒、升陽舉陷的作用，針對不同的腹瀉原因，還要搭配不同的穴位按摩。

基本按摩手法

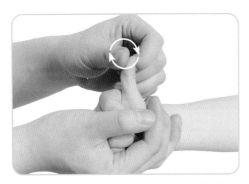

❶ 補脾經：用拇指螺紋面旋推脾經 200 次。

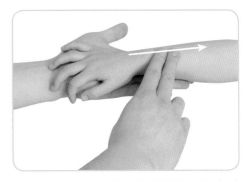

❷ 推三關：用食指、中指指面自腕向肘 推三關 100 次。

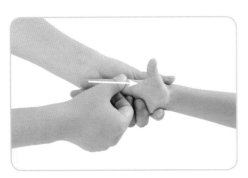

❸ 補大腸經：用拇指螺紋面從指尖向虎 口直推大腸經 100 次。

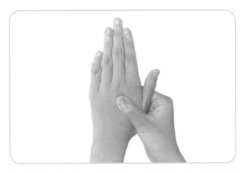

❹ 揉外勞宮：用拇指指端按揉外勞宮 100 次。

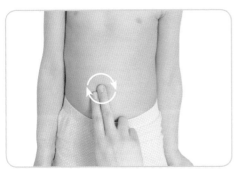

❺ 揉臍：用食指、中指螺紋面順時針揉 肚臍 2 分鐘。

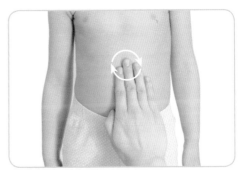

❻ 摩腹：用食指、中指、無名指三指指 腹摩腹 100 次。

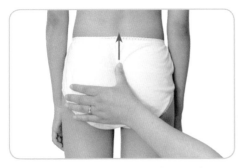

❼ 推上七節骨：用拇指或食指、中指指腹由下向上直推七節骨 100 次。

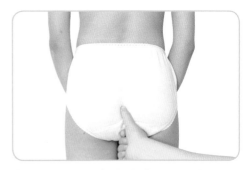

❽ 揉龜尾：用拇指或中指指端揉龜尾 100 次。

濕熱型 身熱，肛門灼熱，口渴，尿少色黃，舌苔黃膩。

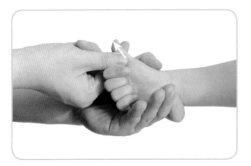

❶ 清胃經：用拇指螺紋面向指尖方向直推胃經 200 次。

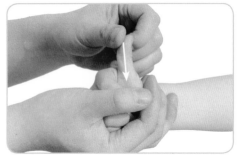

❷ 清脾經：用拇指由指端向指根方向直推脾經 200 次。

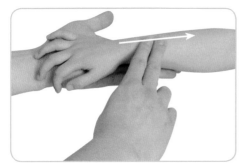

❸ 推三關：用食指、中指指面自腕向肘推三關 100 次。

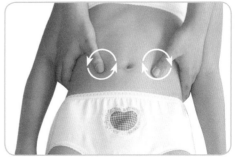

❹ 按揉天樞：用雙手拇指螺紋面按揉天樞 2 分鐘。

寒濕型　大便清稀多沫、色淡不臭，小便色清，腸鳴腹痛，舌苔白膩。

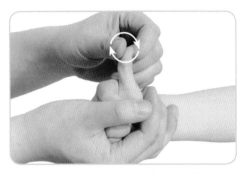

❶補脾經：用拇指螺紋面旋推脾經 200 次。

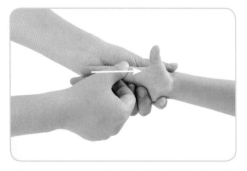

❷補大腸經：用拇指螺紋面從指尖向虎口直推大腸經 200 次。

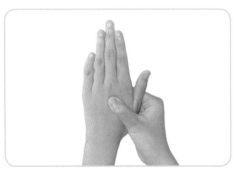

❸揉外勞宮：用拇指指端按揉外勞宮 100 次。

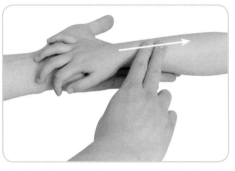

❹推三關：用食指、中指指面自腕向肘推三關 100 次。

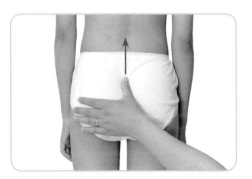

❺推上七節骨：用拇指或食指、中指指腹由下向上直推七節骨 200 次。

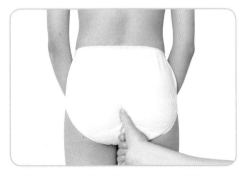

❻揉龜尾：用拇指或中指指端揉龜尾 300 次。

脾虛型 面色蒼白，食慾不振，大便稀且帶有食物殘渣。

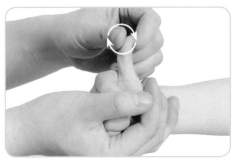

❶ 補脾經：用拇指螺紋面旋推脾經 300 次。

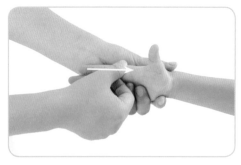

❷ 補大腸經：用拇指螺紋面從指尖向虎口直推大腸經 300 次。

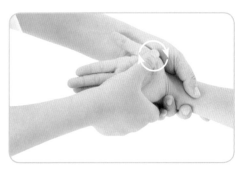

❸ 揉板門：用拇指指端揉大魚際 300 次。

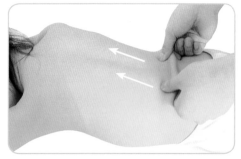

❹ 捏脊：兩手交替，沿脊柱兩側自長強向上邊推邊捏邊放，一直推到大椎。每捏 3 次，向上提 1 次。共 5~10 遍。

調養 Tips

① 紅豆粥

紅豆 20 克，梗米 20 克，白糖適量。先煮紅豆至熟，再加入梗米熬粥，加入白糖服用。

② 大棗木香湯

大棗 6 枚，木香 4 克。大棗去核先煎，煮數沸後入木香再煮片刻，去渣溫服。具有和脾胃、燥濕、止瀉的功效，適於脾虛氣滯之久瀉。

傷食型 腹痛脹滿，大便量多酸臭，口臭，嘔吐酸餿，舌苔垢膩。

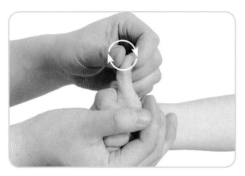

❶ 補脾經：用拇指螺紋面旋推脾經 200 次。

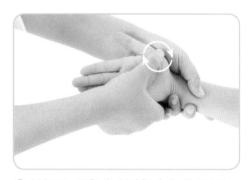

❷ 揉板門：用拇指指端揉大魚際 200 次。

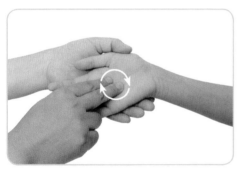

❸ 運內八卦：用食指和中指順時針運內八卦 100 次。

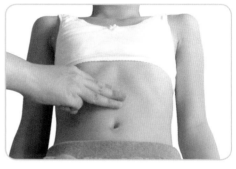

❹ 摩中脘：用食指、無名指、中指三指摩中脘 3~5 分鐘。

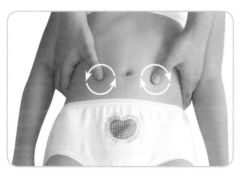

❺ 按揉天樞：用雙手拇指螺紋面按揉天樞 2 分鐘。

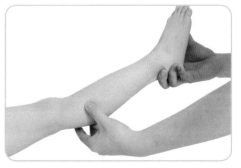

❻ 按揉足三里：用拇指螺紋面按揉足三里 1 分鐘。

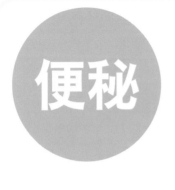

便秘

很多孩子都會經歷不同程度的便秘，一般情況下，孩子便秘大多和營養不均衡、飲食及作息時間不規律等因素有關。具體來說，一旦大腸功能失常，糞便在腸道停留時間較長，水分被大腸吸收，糞便就會變得乾燥，不易排泄，導致便秘的同時還會腹脹。父母們一旦發現孩子很久沒有排便或者久便不暢，就要在注意孩子飲食及作息時間的基礎上，給孩子做有利於調理大腸功能的按摩了。

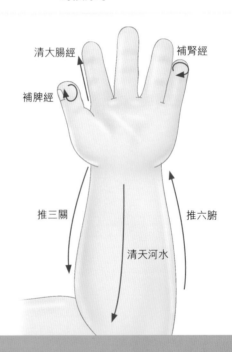

清大腸經

補腎經

補脾經

推三關

推六腑

清天河水

專 家 點 解

孩子便秘主要分為實秘和虛秘兩類。治療實秘以清熱解毒為主，清大腸、推六腑的效果非常明顯；虛秘型則需補脾經、補腎經，見效也很快。

肺胃實熱型　面色發紅，煩躁哭鬧，指紋深紫，舌紅苔燥，便秘時間長。

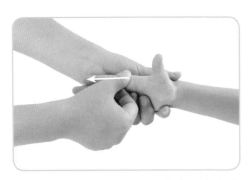

❶ 清大腸經：用拇指指腹自虎口向指尖
直推大腸經 300 次。

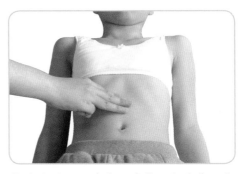

❷ 摩中脘：用食指、中指、無名指三指
摩中脘 3~5 分鐘。

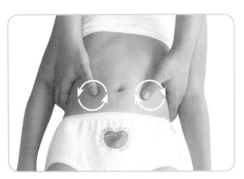

❸ 按揉天樞：雙手拇指螺紋面按揉天樞
2 分鐘。

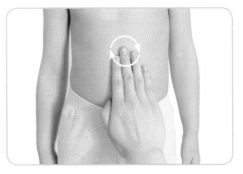

❹ 摩腹：用食指、中指、無名指三指指
腹摩腹 100 次。

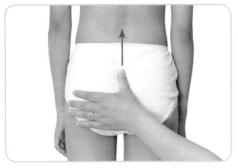

❺ 推上七節骨：用拇指或食指、中指指
腹由下向上直推七節骨 200 次。

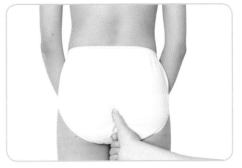

❻ 揉龜尾：用拇指或中指指端揉龜尾
1 分鐘。

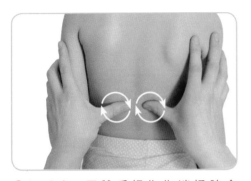
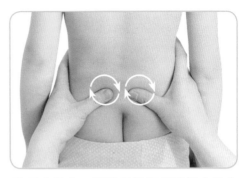

❼ 揉脾俞:用雙手拇指指端揉脾俞 100 次。

❽ 揉大腸俞:用雙手拇指指端揉大腸俞 100 次。

虛秘型 氣血虛,排便無力,神疲乏力,面色蒼白,唇色暗淡。

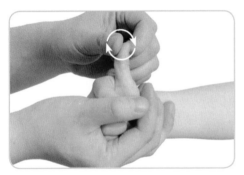
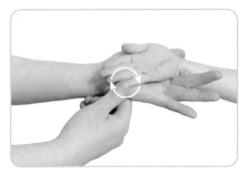

❶ 補脾經:用拇指螺紋面旋推脾經 300 次。

❷ 補腎經:用拇指螺紋面旋推腎經 300 次。

調養 Tips

香蕉蘸黑芝麻

香蕉 200 克,黑芝麻 20 克。用香蕉蘸炒半生的黑芝麻嚼吃。每天分 3 次吃完。香蕉味甘、性寒,能清腸熱;黑芝麻味甘,能潤腸通便。

實秘型　大便乾燥，口乾口臭，面紅身熱，小便黃少，舌紅苔黃。

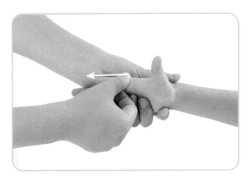

❶ 清大腸經：用拇指指腹自虎口向指尖直推大腸經 300 次。

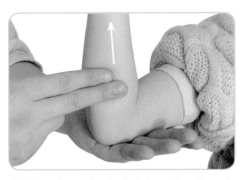

❷ 推六腑：用拇指或食指、中指指面自肘向腕推六腑 300 次。

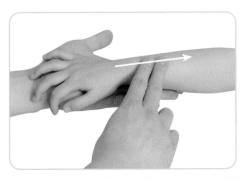

❸ 推三關：用食指、中指指面自腕向肘推三關 300 次。

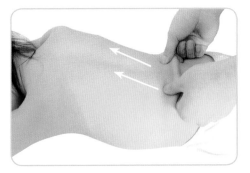

❹ 捏脊：兩手交替，沿脊柱兩側自長強向上邊推邊捏邊放，一直推到大椎。每捏 3 次，向上提 1 次。共 5 遍。

調養 Tips

● 平時應培養孩子按時排便的習慣，每次排便後用溫水洗淨肛門。

● 鼓勵孩子多吃高纖維的蔬菜，少食辛辣刺激食物。

● 孩子要適當參加戶外活動，可以增加腸道蠕動，對生長發育也非常有利。

遺尿

一般情況下，孩子在 5 歲之前由於睡前喝水較多或者精神過度緊張而偶爾尿床不能算是病症，如果在 5 歲以後經常在入睡後遺尿的話，就可能和先天性腎氣不足有關。輕度遺尿的孩子一般隔幾夜會遺尿一次，嚴重的則每夜遺尿多次。長期遺尿的孩子很容易精神不振、智力減退、飲食無味等，所以父母們一旦發覺孩子遺尿，就要採取一些按摩手法來給孩子補腎氣了。

清肝經　　補腎經

補脾經

推三關

清天河水

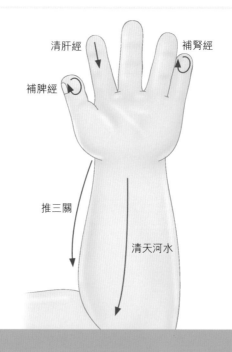

專 家 點 解

脾肺濕熱、肝臟濕熱的孩子易遺尿，補脾經、補肺經、推三關能夠有效補足孩子氣血、調節脾胃，肝臟濕熱的孩子則需清熱，用清天河水、清肝經、清小腸經來調節孩子身體，以改善遺尿現象。

基本按摩手法

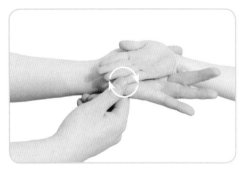

❶ 補腎經：用拇指螺紋面旋推腎經
300 次。

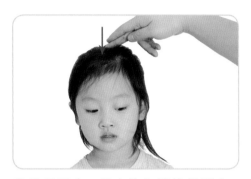

❷ 按揉百會：用中指指端按揉百會 3
分鐘。

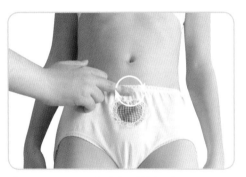

❸ 按揉關元：用中指指端按揉關元 1 分鐘。

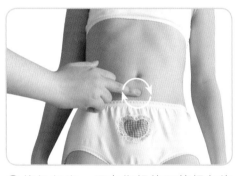

❹ 按揉氣海：用中指螺紋面按揉氣海
1 分鐘。

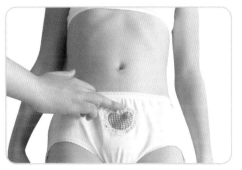

❺ 按揉中極：用中指指端按揉中極 1 分鐘。

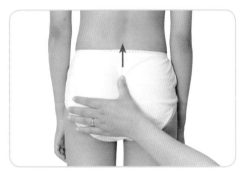

❻ 推上七節骨：用拇指或食指、中指指
腹由下向上直推七節骨 300 次。

肝臟濕熱型 尿色黃，尿頻而短澀，面色紅赤，性情急躁。

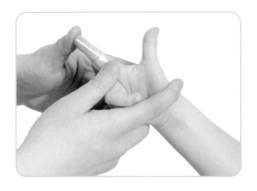

❶ 清肝經：用拇指螺紋面向指根方向直推肝經 300 次。

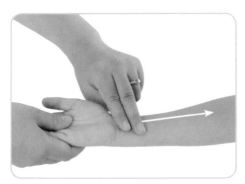

❷ 清天河水：用拇指或食指、中指面自腕向肘直推天河水 100 次。

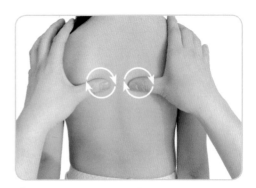

❸ 揉心俞：用雙手拇指指端揉心俞 100 次。

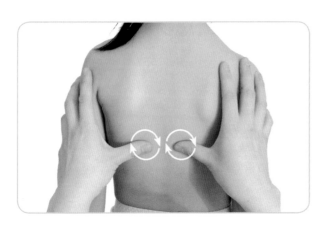

❹ 揉肝俞：用雙手拇指螺紋面揉肝俞 100 次。

腎虛型　表情呆板，反應遲鈍，肢體怕寒，腰腿軟弱無力，小便色清量多。

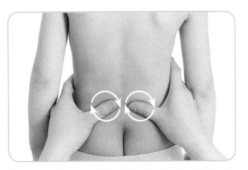

❶ 揉腎俞：用雙手拇指指端揉腎俞100 次。

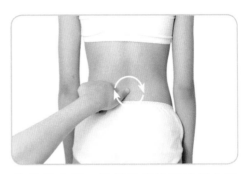

❷ 按揉命門：用拇指螺紋面按揉命門100 次。

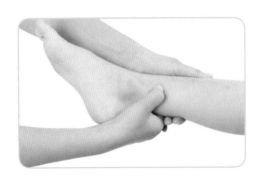

❸ 按揉三陰交：用拇指指端按揉三陰交1 分鐘。

脾肺氣虛型　精神疲倦，形體消瘦，大便清稀，食慾不振。

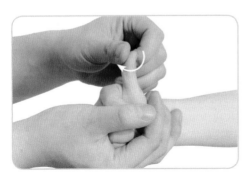

❶ 補脾經：用拇指螺紋面旋推脾經300次。

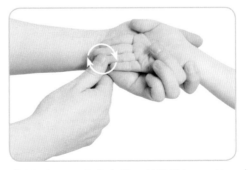

❷ 補肺經：用拇指螺紋面旋推肺經300次。

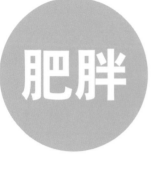

肥胖

任何年齡的孩子都有肥胖的可能，最常見於嬰兒期、學齡前期及青春期。通常情況下，肥胖的孩子食慾非常好，喜歡吃一些油膩的食物，不喜歡吃蔬菜等清淡食物。再加上不愛活動、勞逸不當從而導致脾胃虛弱，脂肪常積於體內不易消解，所以肥胖久久不能消減。父母們需要經常給孩子做有利於疏通排泄管道的按摩來幫助孩子減肥。

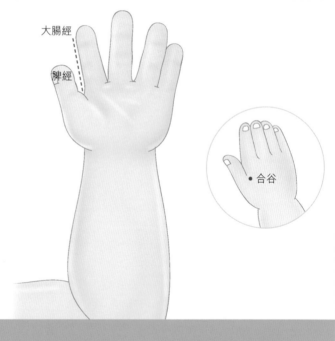

大腸經

脾經

● 合谷

專 家 點 解

　　治療肥胖的手部穴位主要有脾經、合谷和大腸經，搭配腹背部和下肢部重點穴位的按摩，能夠調節孩子體質，配合體育鍛煉和科學飲食，能迅速改善肥胖困擾。

基本按摩手法

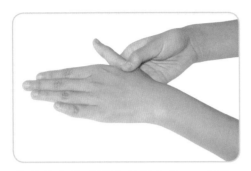

❶ 按揉合谷：用拇指按揉合谷 1~3 分鐘。

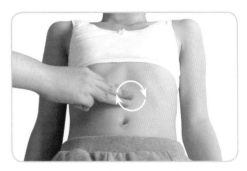

❷ 摩中脘：用食指、中指、無名指三指摩中脘 3~5 分鐘。

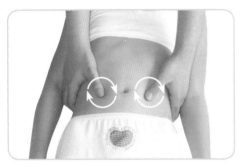

❸ 按揉天樞：用雙手拇指螺紋面按揉天樞 2 分鐘。

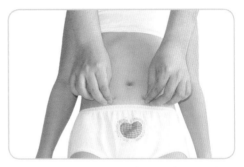

❹ 拿肚角：用拇指、食指、中指三指由臍旁向深處拿捏肚角 3~5 次，拿起時可加拈壓動作，放下時動作應緩慢。

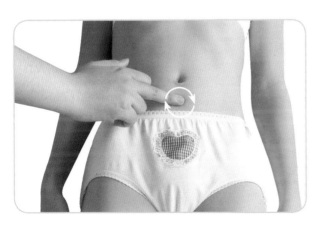

❺ 按揉氣海：用中指螺紋面按揉氣海 1 分鐘。

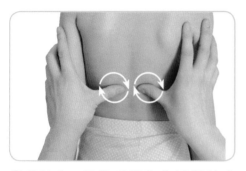

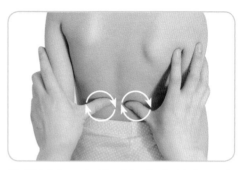

⑥ 揉脾俞：用雙手拇指指端揉脾俞 100 次。

⑦ 揉胃俞：用雙手拇指指端揉胃俞 100 次。

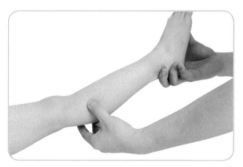

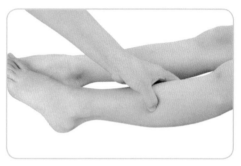

⑧ 按揉足三里：用拇指螺紋面按揉足三 里 1 分鐘。

⑨ 點按豐隆：用拇指或中指指端點按豐 隆 2 分鐘。

便秘型 便秘是最突出的表現。

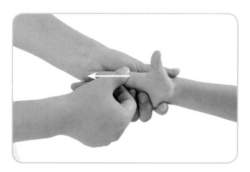

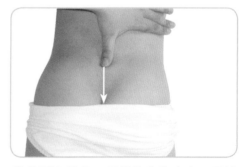

❶ 清大腸經：用拇指指腹自虎口向指尖 直推大腸經 100 次。

❷ 推下七節骨：用拇指指腹自上而下推 七節骨 300 次。

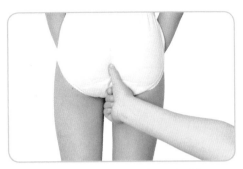

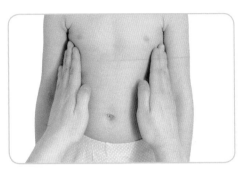

❸ 按揉龜尾：用拇指或中指指端揉龜尾 2 分鐘。

❹ 搓擦脅肋：用雙手四指搓擦兩肋 30~50 次。

氣短乏力型 身體乏力，氣短。

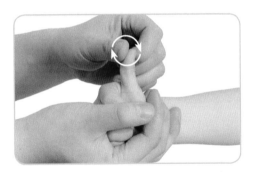

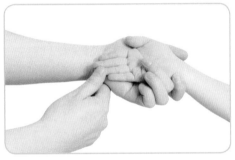

❶ 補脾經：用拇指螺紋面旋推脾經 300 次。

❷ 補肺經：用拇指螺紋面旋推肺經 100 次。

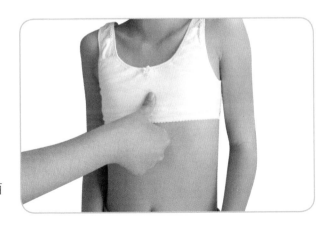

❸ 點按膻中：用中指螺紋面 點按膻中 1 分鐘。

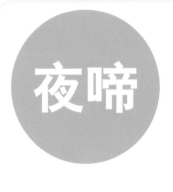

夜啼

小兒夜啼的表現是每到夜間即高聲啼哭，間歇性發作，甚至通宵達旦啼哭不止，白天卻安靜不哭。此症多見於半歲以下嬰兒，孩子一般身體情況良好，與季節無明顯關係。如果孩子總在夜晚啼哭，千萬不要以為是正常現象而盲目餵食或者只是單純哄哄孩子。因為長久性的夜間啼哭與身體的不同病症是緊密相連的，最好能針對孩子不同的啼哭特點，經常給孩子按摩，以緩解這種情況。

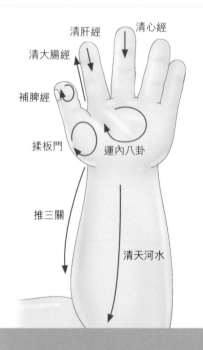

清肝經
清心經
清大腸經
補脾經
揉板門
運內八卦
推三關
清天河水

專 家 點 解

　　脾虛、心火旺、驚恐、積食都會引起孩子夜啼。補脾經對於脾虛的孩子是最基本的保健手法，推三關能夠為孩子補足氣血，清天河水、清心經、清肝經目的是為了消除孩子體內熱毒，清大腸經、運內八卦、揉板門對於食積的孩子最有效。

基本按摩手法

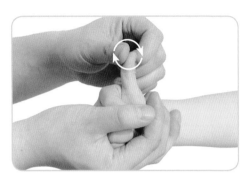

❶ 補脾經：用拇指螺紋面旋推脾經 200 次。

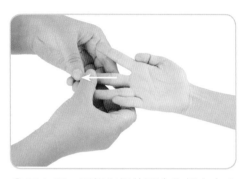

❷ 清心經：用拇指螺紋面向指根方向直推心經 200 次。

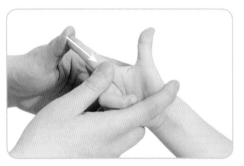

❸ 清肝經：用拇指螺紋面向指根方向直推肝經 200 次。

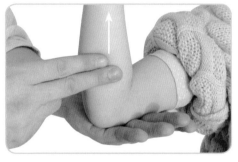

❹ 推六腑：用拇指或食指、中指指面自肘向腕推六腑 200 次。

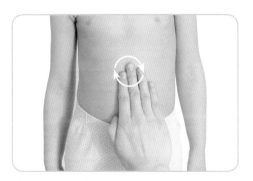

❺ 摩腹：用食指、中指、無名指三指指腹摩腹 100 次。

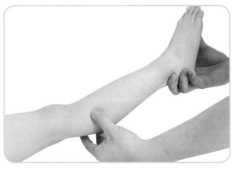

❻ 按揉足三里：用拇指螺紋面按揉足三里 1 分鐘。

心火旺型 煩躁不安，面紅耳赤，怕見燈光，大便乾燥，小便發黃。

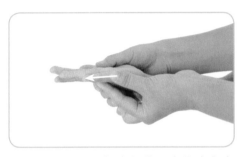

❶ 清小腸經：用拇指螺紋面向指尖方向直推小腸經 300 次。

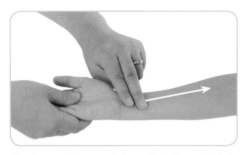

❷ 清天河水：用中指、食指指面自腕向肘直推天河水 200 次。

驚恐型 哭聲比較慘，心神不安、面色發青，時睡時醒。

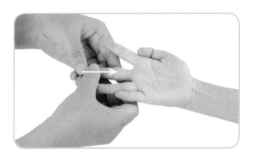

❶ 清心經：用拇指螺紋面向指根方向直推心經 100 次。

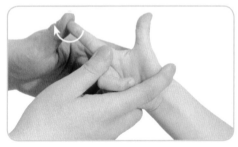

❷ 補肝經：用拇指螺紋面旋推肝經 100 次。

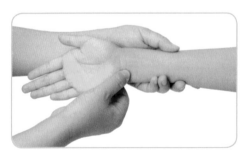

❸ 按揉神門：用拇指指端按揉神門 1 分鐘。

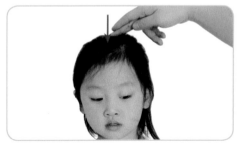

❹ 按揉百會：用中指指腹按揉百會 1 分鐘。

脾虛型　哭聲較弱、面色青白、手腳冰涼、舌唇淡白。

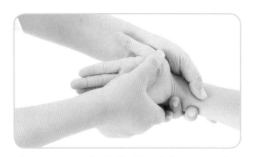

❶ 揉板門：用拇指指端揉大魚際 300 次。

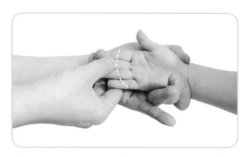

❷ 掐揉四橫紋：用拇指指甲自食指橫紋掐揉至小指橫紋 300 次。

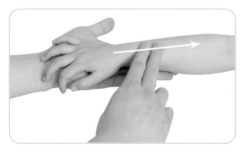

❸ 推三關：用食指、中指指面自腕向肘推三關 100 次。

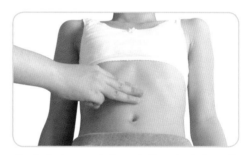

❹ 摩中脘：用食指、中指、無名指三指摩中脘 3~5 分鐘。

積食型　厭食吐奶，腹脹，大便酸臭，舌苔厚膩。

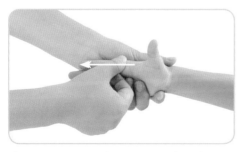

❶ 清大腸經：用拇指指腹自虎口向指尖直推大腸經 300 次。

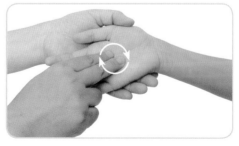

❷ 運內八卦：用食指和中指順時針運內八卦 100 次。

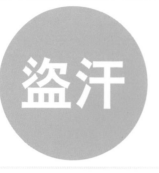

盜汗

一般情況下，孩子代謝旺盛，活潑好動，出汗往往比成年人多一些，屬於正常現象，但如果在孩子熟睡時還全身出汗，醒來則汗停，或者在炎熱天氣裏稍微動一動就汗流不止的話，父母們就要提高警惕了，因為這種情況就是中醫裏所說的“盜汗”，表現多為口乾口渴、五心煩熱。

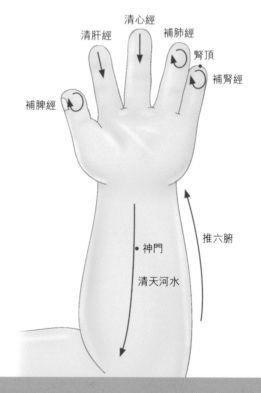

清心經

清肝經　　補肺經

腎頂

補腎經

補脾經

推六腑

神門

清天河水

專 家 點 解

　　盜汗是由於陰陽失調、皮膚毛孔不牢固而導致汗液外出失常，多與心、肺、腎三臟陰虛有關，所以治療時以補肺經、補腎經、清心經為主。心火旺盛的孩子還需要清熱，清天河水、推六腑是最為有效的手法。

基本按摩手法

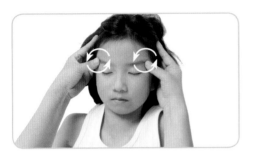

❶ 運太陽：用拇指指端向耳方向揉太陽穴 50 次。

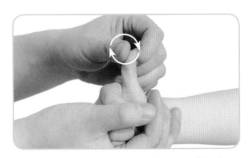

❷ 補脾經：用拇指螺紋面旋推脾經 300 次。

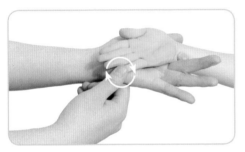

❸ 補腎經：用拇指螺紋面旋推腎經 400 次。

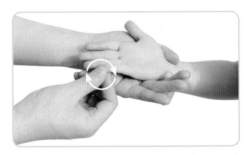

❹ 揉腎頂：用拇指螺紋面按揉小指頂端 300 次。

陰陽失調型

身體虛弱，如果白天過度活動，晚上入睡後則多汗，一旦從沉睡中醒來，就會停止流汗。

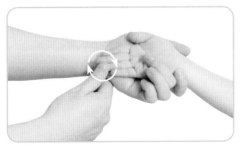

❶ 補肺經：用拇指螺紋面旋推肺經 200 次。

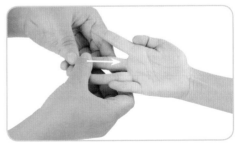

❷ 清心經：用拇指螺紋面向指根方向直推心經 200 次。

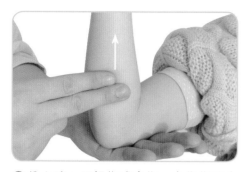

❸ 推六腑：用拇指或食指、中指指面自
肘向腕推六腑 200 次。

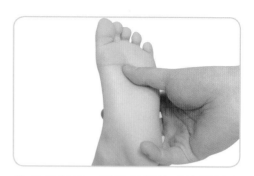

❹ 按揉湧泉：用拇指螺紋面按揉湧泉
300 次。

陰虛火旺型 除睡時容易出汗、醒則汗止外，夜裏還會做噩夢，手腳心熱，
舌頭發紅。

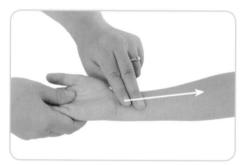

❶ 清天河水：用中指和食指指面自腕向
肘直推天河水 100 次。

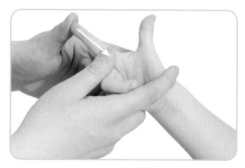

❷ 清肝經：用拇指螺紋面向指根方向直
推肝經 200 次。

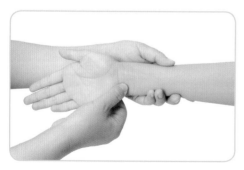

❸ 按揉神門：用拇指指端按揉神門 1 分鐘。

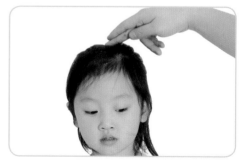

❹ 按揉百會：用中指指腹按揉百會 1 分鐘。

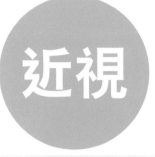

近視一般分為假性近視和真性近視，前者一般只要在平時生活中多注意眼部保健，即可改善。真性近視，孩子的眼球會較為突出，影響視力的同時還影響容貌，所以父母們要堅持給孩子做有利於改善視力的推拿，不要讓孩子的近視變得嚴重。

補肝經

補腎經

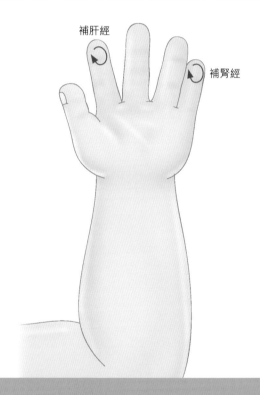

專家點解

　　脾胃不和、肝腎精血不足都是導致近視的原因。除了按摩面部穴位，補腎經能補腎益腦、溫養下元；補肝經能降溫、驅毒。

基本按摩手法

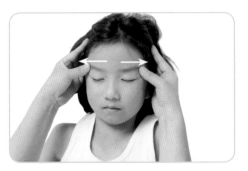

❶ 推坎宮：讓孩子仰臥並閉上眼睛，用兩手拇指從印堂開始沿眉向兩側分推至太陽處，反覆操作 2 分鐘。

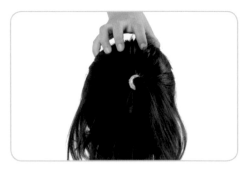

❷ 按摩頭皮：手指微曲，用指尖按揉頭皮 1 分鐘。

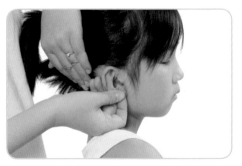

❸ 揉按耳朵：用拇指和食指輕輕揉按耳朵，以發熱發紅為度。

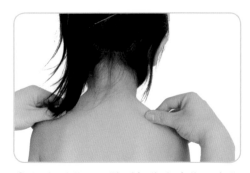

❹ 提拿肩井：用雙手拇指與食指、中指對稱用力提拿肩井部位肌肉 1 分鐘。

❺ 按揉眼周要穴：用食指指端按揉太陽、攢竹、睛明、魚腰、四白各 1 分鐘。

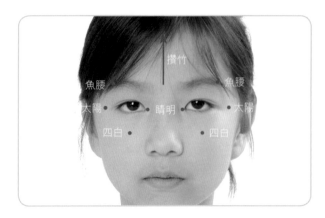

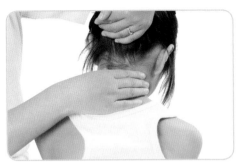

❻ 拿捏頸椎：用拇指、食指和中指相對用力拿捏頸椎兩側的肌肉組織，從上往下反覆操作 15 次。

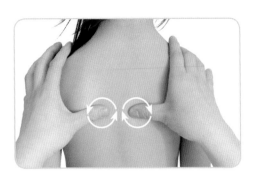

❼ 揉心俞：用雙手拇指螺紋面揉心俞100 次。

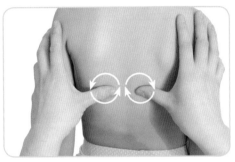

❽ 揉肝俞：用雙手拇指螺紋面揉肝俞100 次。

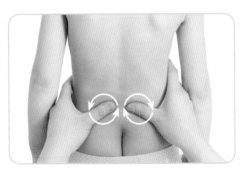

❾ 揉腎俞：用雙手拇指螺紋面揉腎俞100 次。

脾胃虛弱型　體質較差，脾胃虛弱。

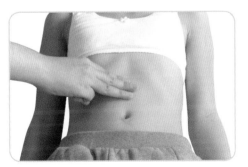

❶ 摩中脘：用食指、中指、無名指三指摩中脘 3~5 分鐘。

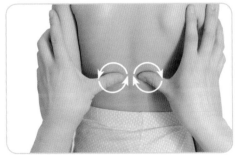

❷ 揉脾俞：用雙手拇指指端揉脾俞100 次。

眼眶脹痛型 雙眼乾澀、眼眶脹痛。

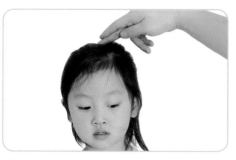

❶ 按揉百會：用中指指腹按揉百會 2 分鐘。

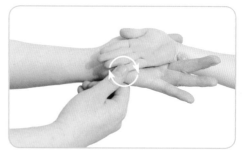

❷ 補腎經：用拇指螺紋面旋推腎經 300 次。

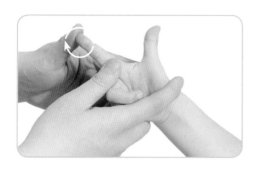

❸ 補肝經：用拇指螺紋面旋推肝經 300 次。

調養 Tips

① 黑豆核桃飲

黑豆 500 克，核桃仁 500 克，牛奶 1 杯，蜂蜜 1 匙。黑豆炒熟後待冷，磨成粉。核桃仁炒至微焦，去衣，待冷後搗成茸。取以上兩種食品各 1 匙，沖入 1 杯煮沸牛奶，加入蜂蜜 1 匙，即可食用。能改善眼部肌肉的調節功能。

② 核桃棗杞雞蛋羹

核桃仁（微炒去皮）300 克，紅棗（去核）250 克、枸杞子 150 克，鮮豬肝 200 克。同切碎，放瓷碗中加少許水，隔水燉半小時後備用。每日取 2~3 湯匙，打入 2 隻雞蛋，加糖適量蒸為羹。本方有益腎補肝、養血明目的作用。

預防近視按摩法

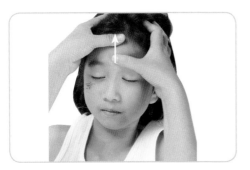

❶ 推印堂：拇指自印堂上推至前髮際，兩手交替操作 30~50 次。

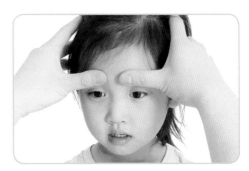

❷ 抹額：自額中向兩側分抹至太陽 30~50 次。

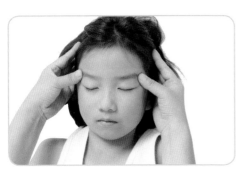

❸ 按揉太陽：用拇指按揉太陽 1 分鐘。

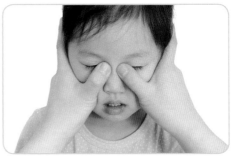

❹ 按揉睛明：雙手食指指腹按揉睛明 50 次。

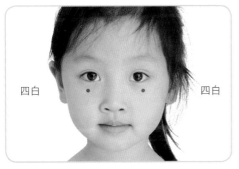

四白　　　　　　四白

❺ 按揉四白：雙手食指按揉四白 50 次。

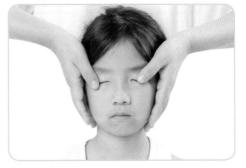

❻ 按摩眼球：孩子閉上眼，父母用拇指指腹輕輕按揉眼球 20 次，然後再按揉眼周放鬆。

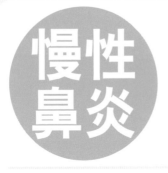

慢性鼻炎

空氣污染、通風不良、氣溫突然變化、粉塵煙霧等都是誘發慢性鼻炎的因素。如果孩子經常鼻塞，有時聞不到明顯的氣味，鼻涕較多，不運動時鼻子就不通暢，很可能是得了慢性鼻炎，父母們不妨通過按摩來幫助孩子減輕痛苦。

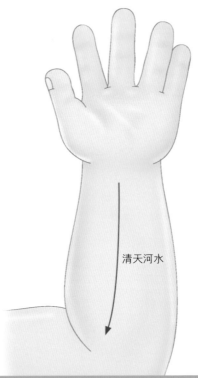

清天河水

專 家 點 解

按摩治療慢性鼻炎，以頭面部穴位為主，對於受風熱侵犯而引起的鼻炎，可加清天河水，清熱解表，瀉火除煩。

基本按摩手法

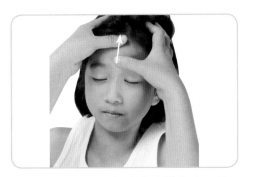

❶ 推攢竹：用雙手拇指指腹從印堂開始，
　向上直線推至髮際 100 次。

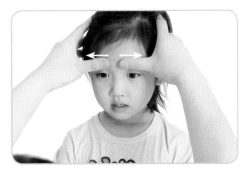

❷ 推坎宮：用雙手拇指指腹從印堂沿上
　眼眶分推至雙側太陽處 20 次。

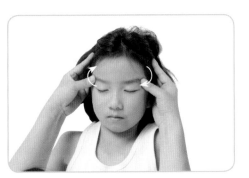

❸ 按揉太陽：用雙手拇指指腹向耳方向
　按揉太陽 30~50 次。

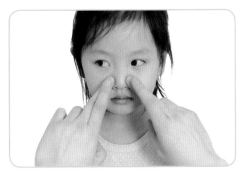

❹ 按揉迎香：用雙手食指揉迎香 2 分鐘。

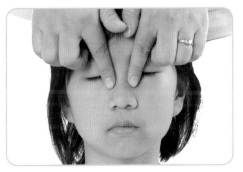

❺ 搓擦鼻翼：用雙手食指指腹在鼻兩側
　快速搓擦，以局部產生灼熱感為度。

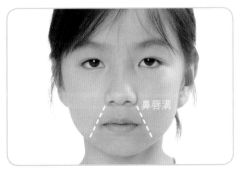

❻ 點按鼻唇溝：用雙手食指指端點按鼻
　唇溝上端盡處 2 分鐘。

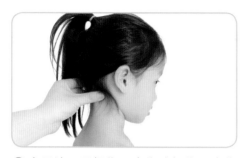

⓻ 拿風池：用拇指、食指或拇指、中指相對用力拿風池 100 次。

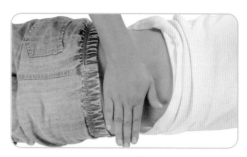

⓼ 橫擦背部：用單掌橫擦背部，以透熱為度。

風熱侵犯型 鼻涕顏色黃且稠，發熱怕風，出汗口渴，偶爾咳嗽。

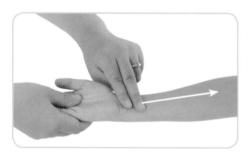

❶ 清天河水：用食指、中指指面自腕向肘直推天河水 300 次。

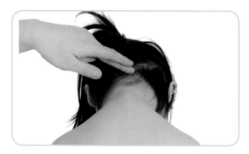

❷ 按揉風府：用拇指或中指按揉風府 1 分鐘。

風寒侵襲型 怕冷發熱，頭身疼痛，鼻塞嚴重，鼻涕色白清稀。

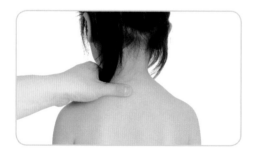

❶ 揉大椎：用拇指螺紋面揉大椎 20~30 次。

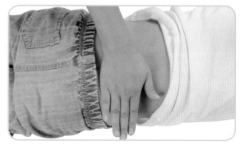

❷ 搓擦背部：沿脊柱兩側用大魚際着力搓擦背部肌肉，以透熱為度。

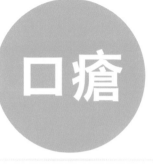

口瘡

口瘡又稱口腔潰瘍，孩子得口瘡主要是因為機體內脾胃積熱，虛火上炎到口腔，從而出現口舌糜爛。孩子得了口瘡，一般會兩顴發紅、輕微口臭、舌紅少苔等。口瘡一旦形成，孩子肯定苦不堪言，父母不妨利用按摩來緩解孩子的痛苦。

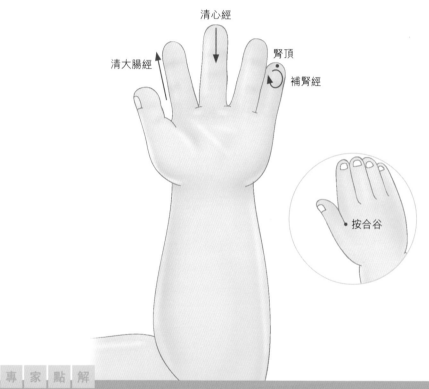

清心經

清大腸經

腎頂

補腎經

按合谷

專家點解

心脾積熱、虛火上炎會引起孩子患口瘡，所以按摩治療口瘡，首先需補腎滋陰，再輔以清火，清心經、清大腸經、清天河水都能有效除濕熱，導積滯，能迅速緩解症狀。

基本按摩手法

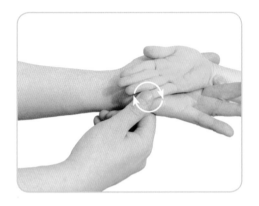

❶ 補腎經：用拇指螺紋面旋推腎經 300 次。

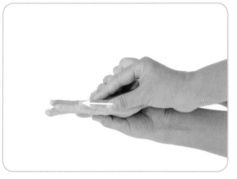

❷ 清小腸經：用拇指螺紋面向指尖方向 直推小腸經 300 次。

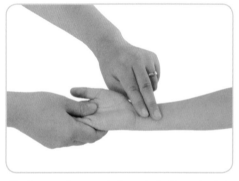

❸ 清天河水：用食指、中指指面自腕向 肘直推天河水 200 次。

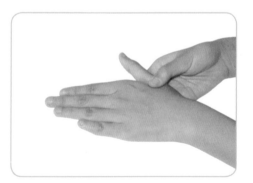

❹ 按揉合谷：用拇指按揉合谷 1~3 分鐘。

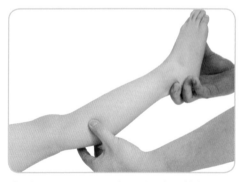

❺ 按揉足三里：用拇指螺紋面按揉足三 里 1 分鐘。

虛火上炎型　兩顴發紅，身體消瘦，口乾，口臭不明顯，舌苔紅。

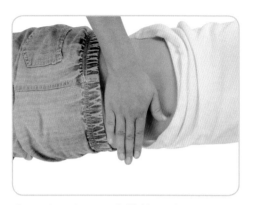

❶ 橫擦腎俞：全掌橫擦腎俞，以透熱為度。

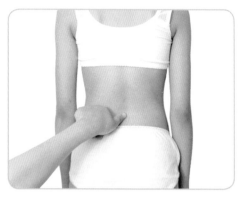

❷ 按揉命門：拇指螺紋面按揉命門 1 分鐘。

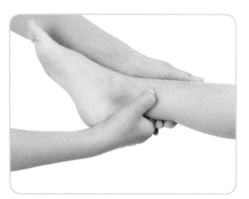

❸ 按揉三陰交：用拇指或食指指端按揉雙側三陰交 1 分鐘。

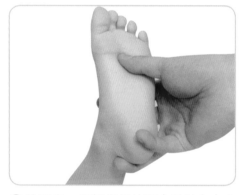

❹ 推湧泉：用拇指螺紋面向足趾方向直推湧泉 300 次。

調養 Tips

　　如果孩子經常長口瘡，即使口瘡暫時好了，家長也要按照治療口瘡的按摩手法堅持做 1 個月，鞏固療效。此外，不要給孩子吃過熱、過硬及刺激性的食物。注意口腔衛生，飯後要漱口。

心脾積熱型 怕冷，發熱，頭、身疼痛，鼻塞嚴重，鼻涕色白清稀。

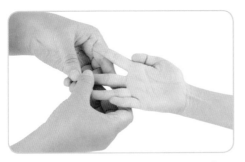

❶ 清心經：用拇指螺紋面向指根方向直推心經 300 次。

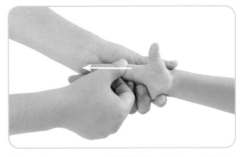

❷ 清大腸經：用拇指指腹自虎口向指尖直推大腸經 200 次。

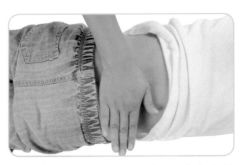

❸ 搓擦背部：沿脊柱兩側，用大魚際着力搓擦背部至　部，往返 5 次。

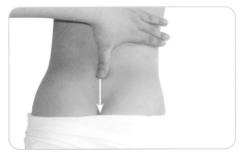

❹ 推下七節骨：用拇指指腹自上而下推七節骨 300 次。

調養 Tips

① 荷葉冬瓜湯

鮮荷葉 1 張，鮮冬瓜 500 克，鹽少許。鍋置火上，放入洗好的荷葉、切好的冬瓜 (去瓤)、適量清水煲湯，熟後加入鹽，飲湯食冬瓜。

② 銀耳燉冰糖

銀耳 10~12 克，冰糖適量。將銀耳洗淨放入碗內，加冷開水泡浸 1 小時左右，以浸透銀耳為度，除去雜質。鍋置火上，放入銀耳、冰糖，用冷開水隔水燉 2~3 小時。

鵝口瘡

鵝口瘡，俗稱白口糊，主要症狀為口腔黏膜及舌上滿佈白色糜點，形如鵝口，故有此名。鵝口瘡為白色念珠菌感染所致，常見於新生兒和3個月以下的嬰兒。白色念珠菌常存在於健康人的口腔和胃腸道、陰道、皮膚等處，嬰兒免疫力低下，易受感染而發病。他可經孕婦的產道感染或出生後因使用不潔奶瓶，或母親哺乳時不注意衛生而引起。

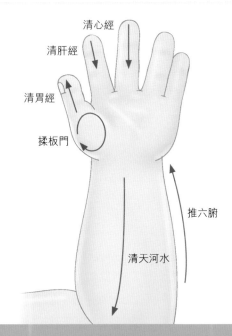

清心經

清肝經

清胃經

揉板門

推六腑

清天河水

專 家 點 解

　　孩子感冒發熱不要長時間吃抗生素，否則容易長鵝口瘡。
　　清天河水、推六腑、清肝經、清心經、清胃經、揉板門能迅速清熱解毒，治療小兒鵝口瘡。

基本按摩手法

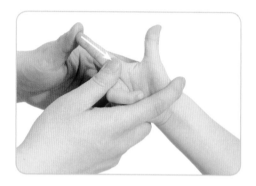

❶ 清肝經：用拇指螺紋面向指根方向直
推肝經 300 次。

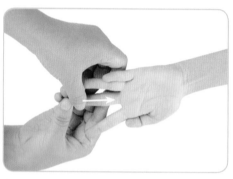

❷ 清心經：用拇指螺紋面向指根方向直
推心經 300 次。

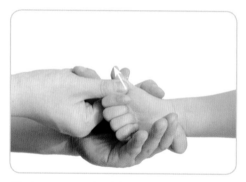

❸ 清胃經：用拇指螺紋面向指尖方向直
推胃經 100 次。

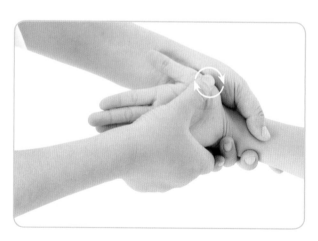

❹ 揉板門：用拇指指端揉大
魚際 100 次。

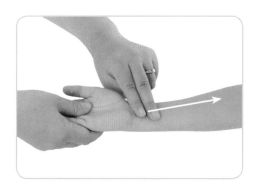

❺ 清天河水：用食指、中指指腹自腕向
　肘直推天河水 300 次。

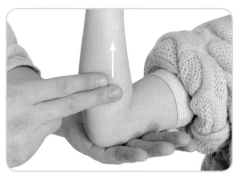

❻ 推六腑：用拇指或食指、中指指面自
　肘向腕推六腑 300 次。

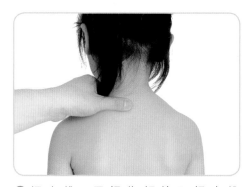

❼ 揉大椎：用 拇 指 螺 紋 面 揉 大 椎
　20~30 次。

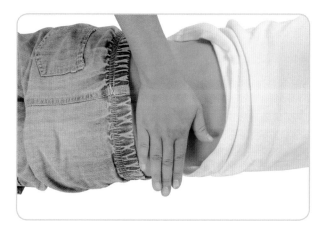

❽ 搓擦背部：沿脊柱兩側，
　用大魚際着力搓擦背部至
　骶部，以透熱為度。

脾虛濕盛型 嘴邊有白屑，周圍紅暈色淡，身體消瘦，手腳冰涼，面色蒼白。

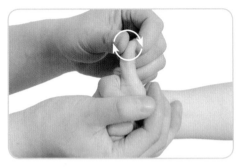

❶ 補脾經：用拇指螺紋面旋推脾經
  300 次。

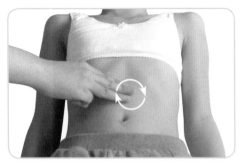

❷ 摩中脘：用食指、中指、無名指三指
  摩中脘 3~5 分鐘。

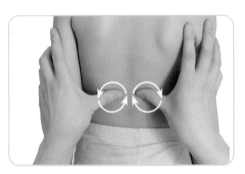

❸ 揉脾俞：用雙手拇指指端揉脾俞
  100 次。

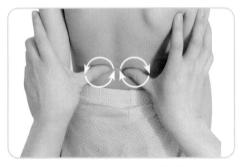

❹ 揉胃俞：用雙手拇指指端揉胃俞
  100 次。

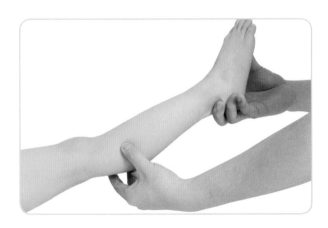

❺ 按揉足三里：用拇指螺紋
  面按揉足三里 1 分鐘。

心脾鬱熱型　心煩口渴，面紅口臭，大便乾燥，小便短黃，舌苔發黃。

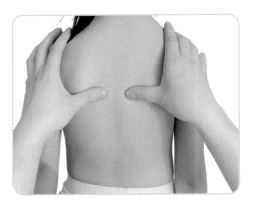

❶ 揉心俞：用雙手拇指螺紋面揉心俞 100 次。

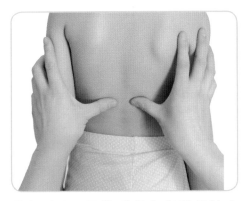

❷ 揉脾俞：用雙手拇指指端揉脾俞 100 次。

❸ 推下七節骨：用拇指指腹 自上而下推七節骨300次。

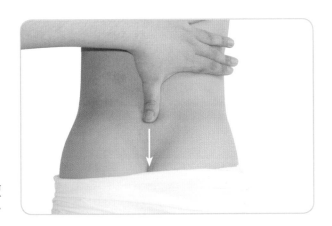

暑熱症

小兒暑天長期發熱，伴有口渴多飲、多尿、少汗或無汗，天氣愈熱體溫愈高，與氣候關係密切，為嬰幼兒時期所特有，多見於 6 個月至 2 週歲，故又稱"小兒夏季熱"。

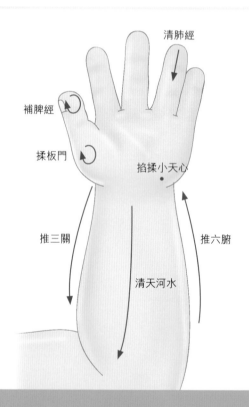

清肺經

補脾經

揉板門

掐揉小天心

推三關

推六腑

清天河水

專 家 點 解

暑熱症主要是由於孩子體溫調節能力差，汗腺功能不佳，易導致散熱不夠，治療應以清熱解暑為主。清天河水、推六腑是清熱的主要手法，見效快，能迅速減輕症狀，對於身體虛弱的孩子還需補脾經、揉板門，促進消化，提高食慾。

基本按摩手法

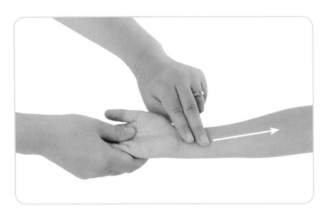

❶ 清天河水：用食指、中指
指面自腕向肘直推天河水
100 次。

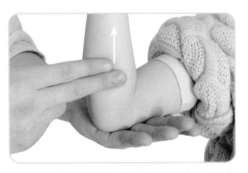

❷ 推六腑：用拇指或食指、中指指面自
肘向腕推六腑 300 次。

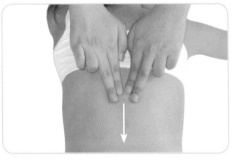

❸ 推脊柱：用食指、中指指腹自大椎至
龜尾直推 10 次。

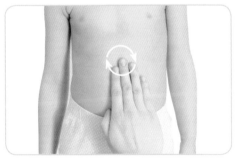

❹ 摩腹：用食指、中指、無名指三指指
腹摩腹，順時針、逆時針各 50 次。

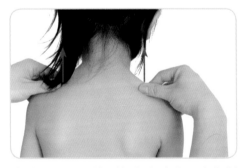

❺ 拿肩井：用雙手拇指與食指、中指對
稱用力提拿肩井部位肌肉 10 次。

暑傷肺胃型 發熱持續不退，午後增高，口渴多飲，無汗或少汗，唇紅乾燥，舌質紅，苔薄白或薄黃。

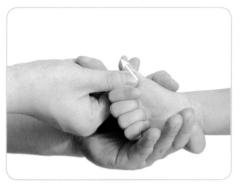

❶ 清胃經：用拇指螺紋面向指尖方向直推胃經 200 次。

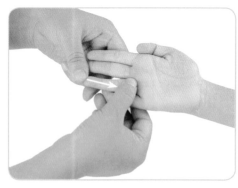

❷ 清肺經：用拇指螺紋面向指根方向直推肺經 200 次。

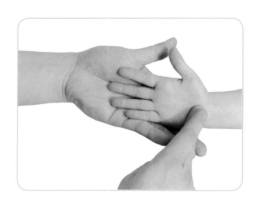

❸ 掐揉小天心：用拇指指甲掐小天心 3~5 次。

調養 Tips

綠豆海帶粥

綠豆 30 克，水發海帶 50 克，糯米適量。將綠豆、糯米加水煮成粥，放入切碎的海帶，再煮 3 分鐘即可。

上盛下虛型　發熱，口渴多飲，多尿，無汗，精神萎靡，煩躁不安，面色蒼白，苔薄。

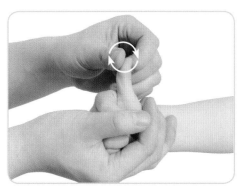

❶ 補脾經：用拇指螺紋面旋推脾經 200 次。

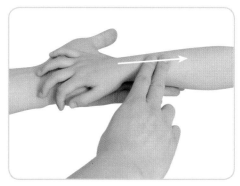

❷ 推三關：用拇指或食指、中指指面自腕向肘推三關 100 次。

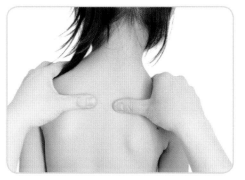

❸ 按揉肺俞：用雙手拇指指端按揉肺俞 100 次。

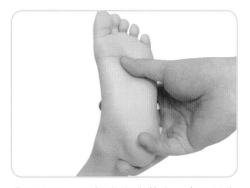

❹ 推湧泉：用拇指指腹着力，向足趾方向直推湧泉穴 100 次。

調養 Tips

甘蔗蘿蔔飲

甘蔗、白蘿蔔、百合各 50 克。將甘蔗、白蘿蔔去皮，榨成汁，各取半杯，將百合煮爛後混入兩汁飲用。

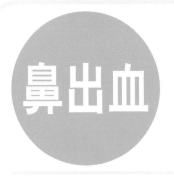

鼻出血

小兒流鼻血要注意尋找出血的原因，一方面可能是由於小兒鼻腔容易發炎，治療不及時易轉為慢性鼻炎，發炎的鼻黏膜更加脆弱、充血，非常容易出血，經常出血還會引起鼻中膈糜爛；另一方面可能是全身疾病的表現，主要是血液系統疾病，如血小板減少性紫癜等。按摩治療以清熱涼血、瀉肝涼血為主。

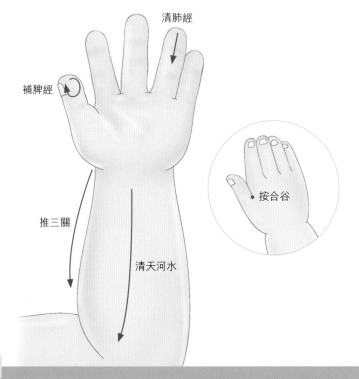

清肺經

補脾經

推三關

清天河水

按合谷

專 家 點 解

　　鼻出血需要首先排除全身疾病的可能，如果是風熱侵犯或火熱熾盛引起的鼻出血，按摩治療以清熱涼血、瀉肝涼血為主。清肺經、清天河水是清熱的關鍵手法，在清瀉的同時還需補腎健脾，提高身體素質。

基本按摩手法

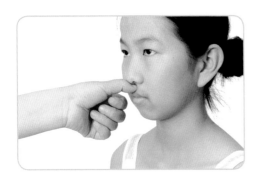

❶ 掐人中：用拇指指甲掐人中 1 分鐘。

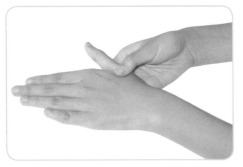

❷ 按揉合谷：用拇指指腹按揉合谷 1 分鐘。

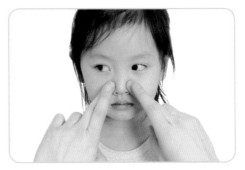

❸ 按揉迎香：用雙手食指按揉迎香 100 次。

風熱犯肺型

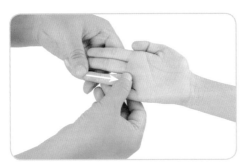

❶ 清肺經：用拇指螺紋面向指根方向直推肺經 200 次。

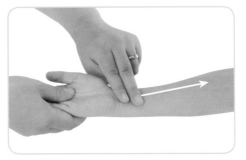

❷ 清天河水：用食指、中指指面自腕向肘直推天河水 100 次。

氣血不足型

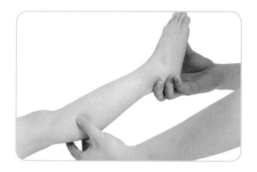

按揉足三里：用拇指指腹按揉足三里
1 分鐘。

火熱熾盛型

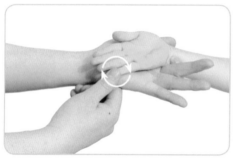

❶ 補腎經：用拇指螺紋面旋推腎經
200 次。

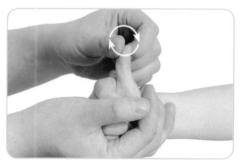

❷ 補脾經：用拇指螺紋面旋推脾經
200 次。

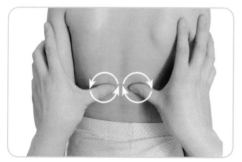

❸ 按揉脾俞：用雙手拇指按揉脾俞
100 次。

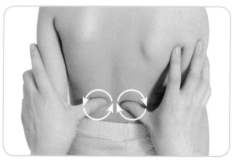

❹ 按揉胃俞：用雙手拇指按揉胃俞
100 次。

水痘是一種容易傳染的疾病，一般情況下，水痘有癢感，通常 1~3 天後變乾並且結痂，3~4 天內會分批出現。水痘一般病情較輕，只有個別病例會引發肺炎或中耳炎等。但要注意的是，如果在幼稚園或小學，有孩子得了水痘，很快就會傳染開。如果發現孩子得了水痘，除了要注意生活上的細節和專業的醫治，還可以進行一些經絡按摩，如此對改善孩子水痘會有不錯的效果。

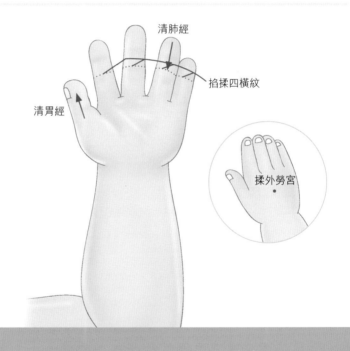

清肺經

掐揉四橫紋

清胃經

揉外勞宮

專 家 點 解

中醫認為發水痘與脾經和肺經有關，因為脾和肺負責人體的體液代謝。治療水痘最重要的就是清除熱毒，清肺經、清胃經、揉外勞宮、推四橫紋都是清熱的關鍵。如果伴有發熱、咳嗽、鼻塞流涕，需加清天河水 300 次，清熱解毒效果更好。

基本按摩手法

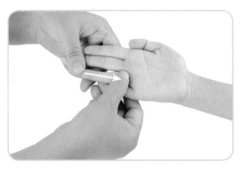

❶ 清肺經：用拇指螺紋面向指根方向直
　推肺經 300 次。

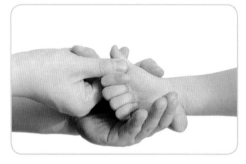

❷ 清胃經：用拇指螺紋面向指尖方向直
　推胃經 200 次。

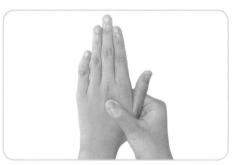

❸ 揉外勞宮：用拇指指端按揉外勞宮
　1 分鐘。

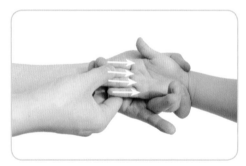

❹ 推四橫紋：用拇指指腹自食指推至小
　指橫紋 300 次。

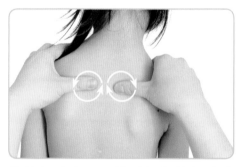

❺ 按揉肺俞：用雙手拇指按揉肺俞
　1 分鐘。

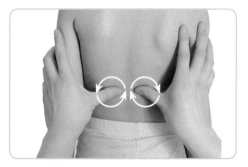

❻ 按揉脾俞：用雙手拇指按揉脾俞
　1 分鐘。

第四章
兒童全身保健按摩法

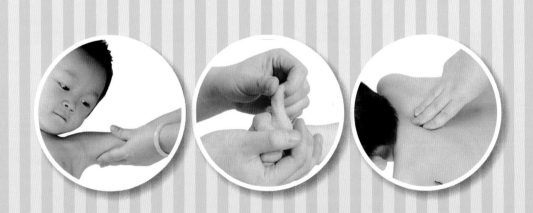

上肢保健按摩法

手臂按摩法

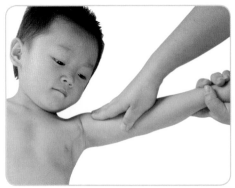

❶ 輕摩上肢 100 次：雙手掌緊貼皮膚，不要發生跳動，可促進皮膚血液循環。

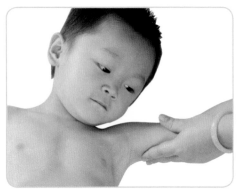

❷ 輕拿上肢 100 次：以手掌和指腹着力拿起肌肉，稍做停留後還原，可促進上肢各肌群生長。

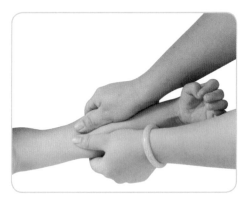

❸ 指揉上肢 100 次：以拇指指腹着力貼緊皮膚做順時針或逆時針揉動，不要發生摩擦，可增強全身各臟腑功能。

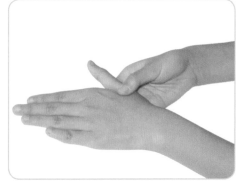

❹ 按揉合谷 1~3 分鐘：用拇指按揉合谷，可通經活絡，鎮靜止痛。

五指一捏按摩法

五指一捏就是推孩子的五個手指面和捏脊。

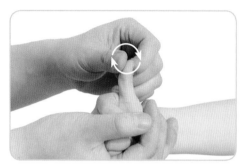

❶ 補脾經 200 次：用拇指螺紋面旋推脾經。

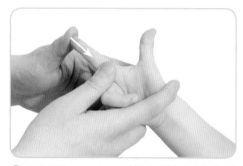

❷ 清肝經 100 次：用拇指螺紋面向指根方向直推肝經。

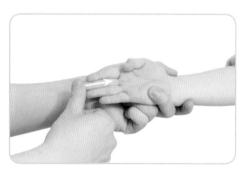

❸ 清心經 100 次：用拇指螺紋面向指根方向直推心經。

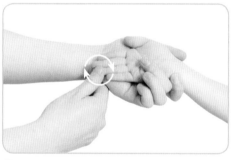

❹ 補肺經 100 次：用拇指螺紋面旋推肺經。

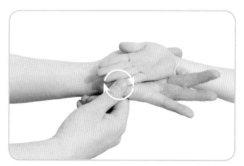

❺ 補腎經 200 次：用拇指螺紋面旋推腎經。

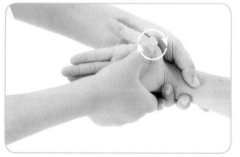

❻ 揉板門 150 次：用拇指指端揉大魚際。
❼ 捏脊 5 遍。

頭部保健按摩法

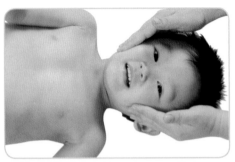

❶ 揉面頰 1 分鐘：併指，用指腹輕揉孩子面頰，可以促進面部血液循環。

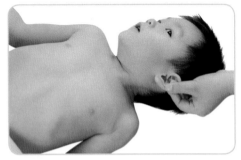

❷ 揉耳朵 1 分鐘：食指、中指與拇指配合，三個指頭一起揉捏孩子耳廓，使其有脹熱感，可起到全身保健的作用。

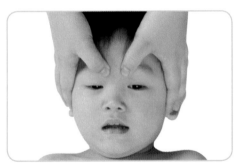

❸ 揉眼周 1 分鐘：讓孩子閉上眼，以拇指在眼眶周圍揉按。

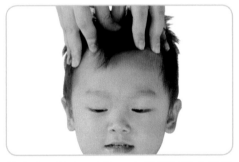

❹ 輕揉頭部 1 分鐘：十指指腹着力緊貼頭皮，帶着髮根揉動，不要發生摩擦，可促進腦部發育。

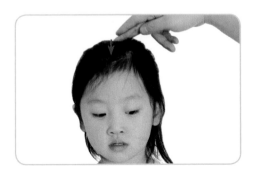

❺ 按百會 1 分鐘：按百會穴能促進身體各功能的平衡，醒腦健腦。

胸腹保健按摩法

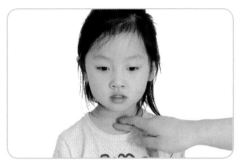

❶ 按揉天突穴 1 分鐘：用食指指端按揉
天突穴 1 分鐘。

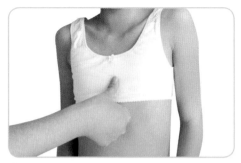

❷ 點按膻中穴 1 分鐘：用拇指螺紋面點
按膻中穴 1 分鐘。

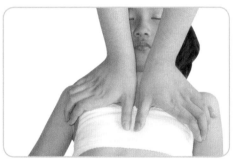

❸ 分推膻中穴 100 次：用雙手拇指自膻
中穴向兩旁分推至乳頭。

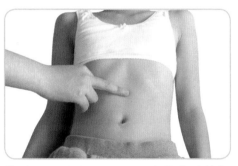

❹ 按揉中脘穴 50 次：用中指指端按揉
中脘穴。

❺ 摩揉胸腹部 50 次：全掌摩揉胸腹部，
着力要輕柔。在肋間可改為手指揉動。
胸部重點揉胸骨，腹部重點揉肚臍周。
輕摩胸腹部可使內臟平和舒緩，輕揉
則可以促進胸腹部肌肉的生長。

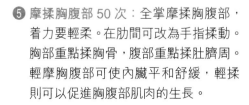
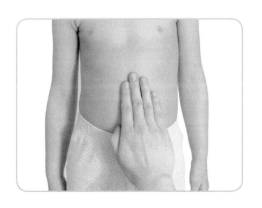

腰背保健按摩法

腰背按摩法

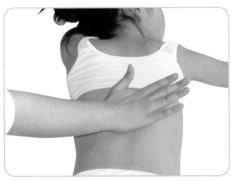

① 輕摩揉腰背部：全掌接觸皮膚，盡量對整個腰背部進行撫摸，揉動時用掌根或大魚際着力，重點揉脊柱兩旁1.5寸處。

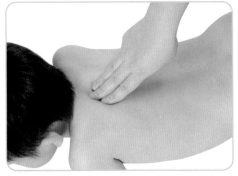

② 點按督脈：食指、中指、無名指三指偏鋒斜向上，稍用力，也可在點按的同時左右按動，但注意用力不要過大，點完後用全掌自上而下輕揉以放鬆，可激發陽氣，提高抗病能力。

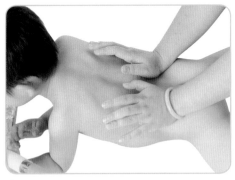

③ 合推腰背：從腰骶往肩背方向，雙掌根着力向下向內推動脊柱旁肌肉，停留片刻後再做揉動，可以強壯脊柱兩旁肌肉，促進脊柱生長。

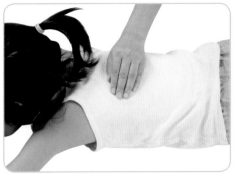

④ 腰背部叩打：利用手腕擺動，食指、中指、無名指三指指腹着力叩打腰背部，叩打時要有彈性，也可用側掌叩打，背部着力大於腰部，可激發內臟之氣，通筋活絡。

⑤ 捏脊

捏脊按摩法

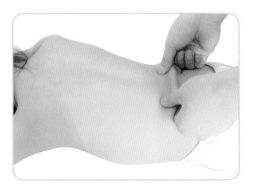

❶ 食指半屈,用雙手食指中節靠拇指的側面,抵在孩子的尾骨處;大拇指與食指相對,向上捏起皮膚,同時向上拈動。

❷ 兩手交替,沿脊柱兩側自長強穴向上邊推邊捏邊放,一直推到大椎穴。捏脊一般捏 3~5 遍,每捏 3 下將背部皮膚提 1 下,稱為"捏三提一法"。

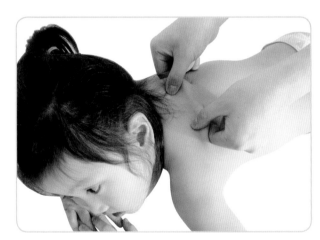

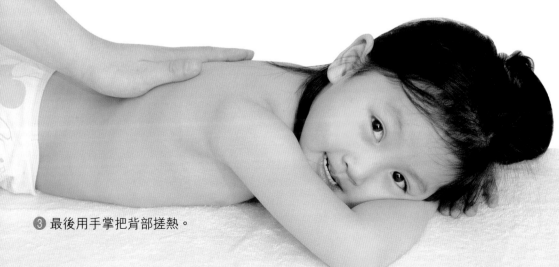

❸ 最後用手掌把背部搓熱。

下肢保健按摩法

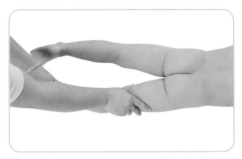

❶ 輕拿大腿 2 分鐘：以手掌和指腹着力拿起肌肉，不要滑脫。

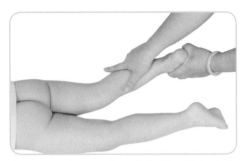

❷ 輕拿小腿 2 分鐘：拿起肌肉做輕度揉動，可促進生長發育，消除疲勞。

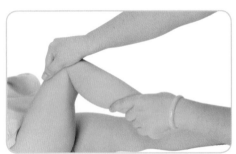

❸ 活動膝關節、髖關節各 1 分鐘：膝關節活動以屈伸為主，髖關節以旋轉為主，整個動作要求緩慢，幅度由小到大，能促進關節發育。

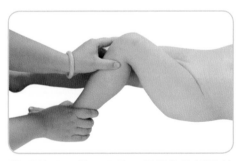

❹ 點按足三里 1 分鐘：用拇指指端點按足三里，有理脾胃、調氣血、補虛弱的功效。

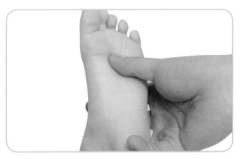

❺ 按揉湧泉 30 次：用拇指螺紋面按揉湧泉。

第五章
兒童日常保健按摩法

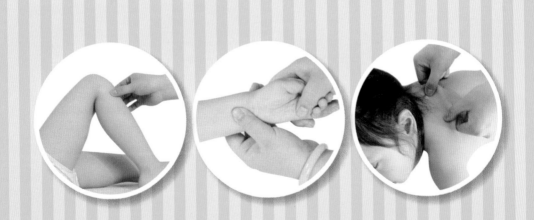

緩解生長疼痛按摩法

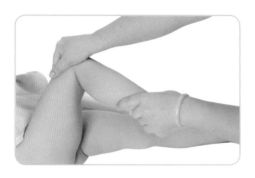

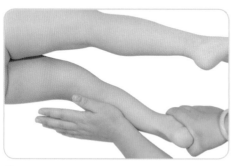

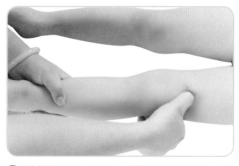

❶ 輕揉髕骨 3 分鐘：用力要柔和，幅度不宜過大，以免損傷髕骨，經常按揉髕骨，可改善髕骨周圍氣血，促進身體發育。

❷ 輕揉脛骨 3 分鐘：脛骨位於小腿內側。用力要柔和，幅度不宜過大，經常揉按脛骨，能疏通脛骨氣血，有助孩子長高。

❸ 點按鶴頂 1 分鐘：鶴頂在膝前區，髕底中點的上方凹陷中。

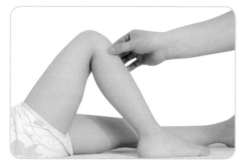

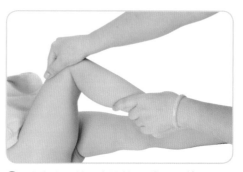

❹ 點按膝眼 1 分鐘：屈膝，在髕韌帶兩側凹陷處點按。

❺ 活動膝關節：膝關節活動以屈伸為主，動作要緩慢，幅度由小到大。

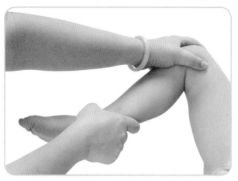

❻ 活動髖關節：髖關節活動以旋推為主，動作要緩慢，幅度由小到大。

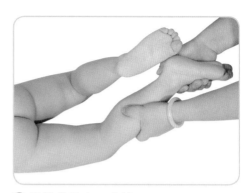

❼ 點按後承山 1 分鐘。

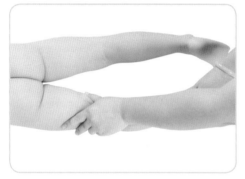

❽ 揉拿下肢：以五指拿法，自上而下先拿大腿後側肌肉，每塊肌肉拿數下再揉數下，一邊拿一邊移動，向下拿至足跟處，拿動時速度宜慢，不要滑脫。

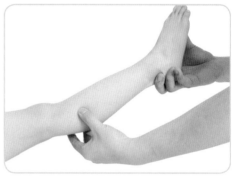

❾ 按揉足三里 1 分鐘：拇指螺紋面按揉足三里。

❿ 點按懸鐘 1 分鐘：懸鐘位於小腿外側，外踝高點上 3 寸，可通經活絡，舒筋止痛，點穴要停留數秒，再以輕揉結束。

⓫ 點完穴後，沿着髕骨輪廓做揉按，以增強效果。

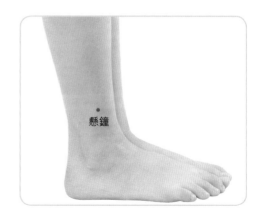

懸鐘

緩解長牙不適按摩法

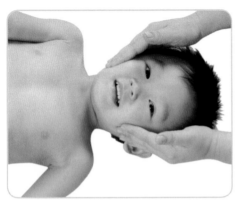

❶ 輕揉兩頰1分鐘：由於臉頰部肌肉相對較薄，所以用力不能過大，在指下感覺凹陷處可多做揉動。

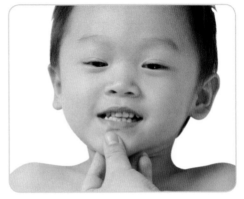

❷ 按壓上、下頜各50次：由於上下頜的裏層是牙齦，所以力度和幅度都不宜過大。

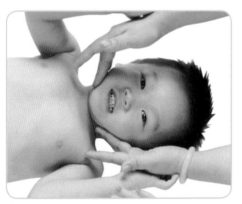

❸ 揉牙關、下關各50次：這兩個穴位是治牙要穴，操作時先以中指指腹深按於穴位片刻，再以指腹輕揉結束。

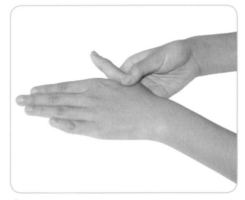

❹ 按揉合谷1~3分鐘：用拇指按揉合谷穴。

安眠按摩法

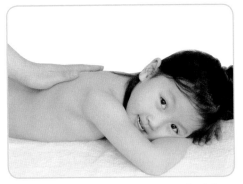

❶ 揉背部 3 分鐘：孩子的背部中線旁開 1.5 寸處，分佈着足太陽膀胱經的重要穴位，如肺俞、心俞、膽俞、脾俞、胃俞，經常為孩子按揉可以調整孩子的臟腑功能。

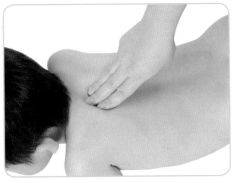

❷ 揉督脈 3 分鐘：食指、中指和無名指並攏自上而下揉督脈，再用掌自上而下撫摩。

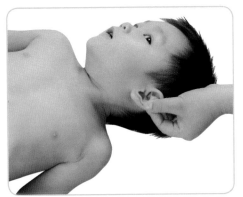

❸ 提耳朵、拉耳垂各 30 次：提耳朵或拉耳垂時，拇指和食指配合拿穩不要滑脫，盡量向上或向下提拉，使耳廓部感到有較強的脹熱感。

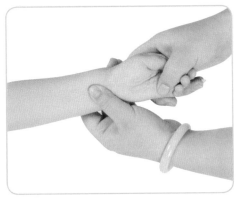

❹ 按揉內關、外關各 50 次：拇指按揉內關穴、外關穴。

增高按摩法

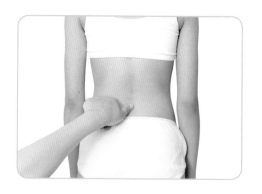

① 按揉命門 1 分鐘：用拇指指端按揉命門。按揉命門能溫腎助陽，有助孩子的身體發育。

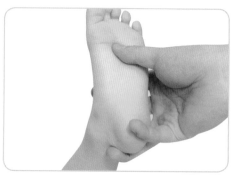

② 按揉湧泉 100 次：拇指螺紋面按揉湧泉。湧泉是腎經上的第一穴，有補腎通絡的作用，經常按摩有助提高免疫力，提高記憶力。

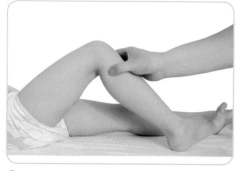

③ 點按陽陵泉 1 分鐘：陽陵泉在小腿外側，當腓骨小頭前下方凹陷處。

④ 點按三陰交 1 分鐘。
⑤ 捏脊 5 遍。

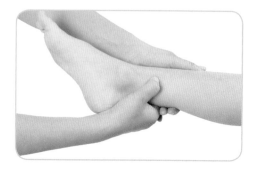

益智按摩法

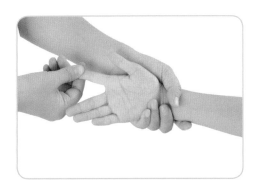

❶ 推五經:拇指指腹旋推孩子五指指腹，每個指腹旋推 30~50 次。

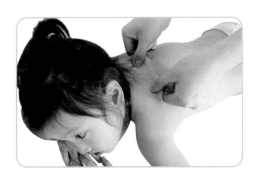

❷ 捻手指：拇指與食指和中指配合捻擠每一根手指，從指尖向指根方向反覆捻擠。

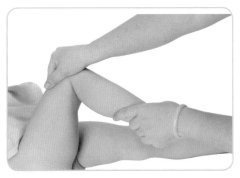

❸ 搖四肢各關節：搖動各關節時，肩關節、腕關節、髖關節、踝關節要以旋轉為主，肘關節和膝關節要以屈伸為主。整個過程要動作緩慢，在不超過關節活動範圍的基礎上，幅度由小到大。

❹ 捏脊 5 遍。

健脾和胃按摩法

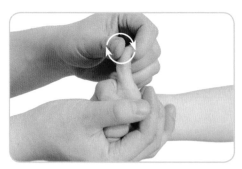

❶ 補脾經 100 次：用拇指螺紋面旋推脾經。

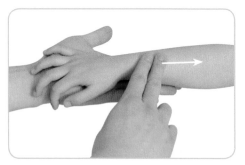

❷ 推三關 100 次：用拇指或食指、中指指面自腕向肘推三關。

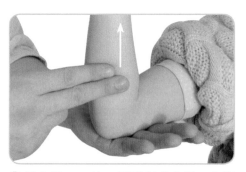

❸ 推六腑 100 次：用拇指或食指、中指指面自肘向腕推六腑。

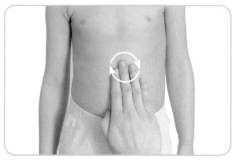

❹ 摩腹 50 次：用食指、中指、無名指三指指腹順時針、逆時針摩腹。

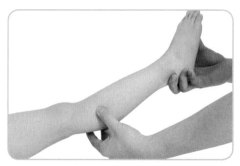

❺ 按揉足三里 1 分鐘：用拇指螺紋面按揉足三里。

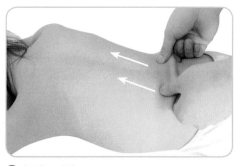

❻ 捏脊 5 遍。

潤腸養胃按摩法

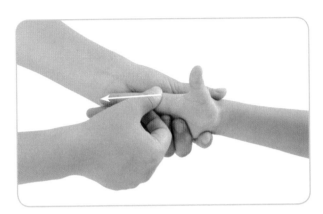

❶ 清大腸經 100 次：用拇指指腹自虎口向指尖直推大腸經。

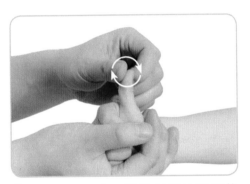

❷ 補脾經 100 次：用拇指螺紋面旋推脾經。

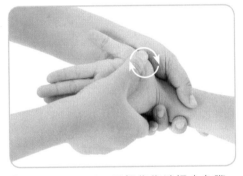

❸ 揉板門 100 次：用拇指指端揉大魚際。

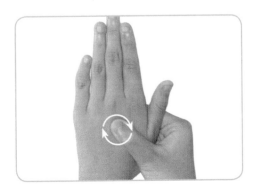

❹ 揉外勞宮 100 次：用拇指指端按揉外勞宮。

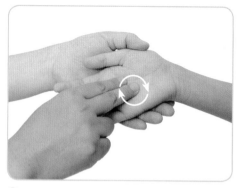

❺ 運內八卦 100 次：用食指和中指順時針運內八卦。

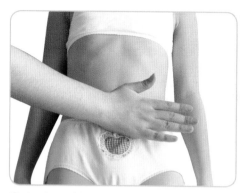

❻ 揉臍 100 次：用掌根揉肚臍。

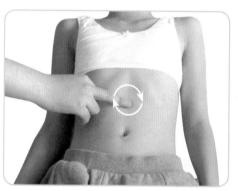

❼ 揉中脘 3 分鐘：用掌根或中指揉中脘。

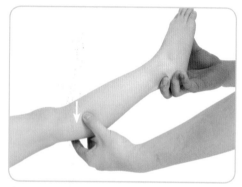

❽ 按揉足三里 1 分鐘：用拇指螺紋面按揉足三里。經常按揉有健脾和胃，促進消化吸收的作用。

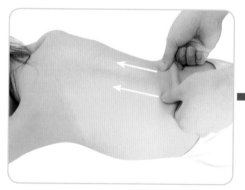

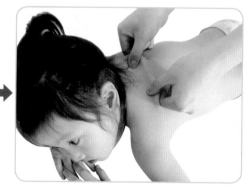

❾ 捏脊 3 遍。